U0003879

CARE

Good Care ,
Good Living

CARE
Good Care ,
Good Living

CARE
Good Care ,
Good Living

CARE
Good Care ,
Good Living

CARE
Good Care ,
Good Living

CARE 09

超級病毒、失序氣候、天災地變……出國的人必備

健康行李

編著：邱泰源

責任編輯：劉鈴慧

美術編輯：三人制創

法律顧問：全理法律事務所董安丹律師

出版者：大塊文化出版股份有限公司

　　　　台北市 10550 南京東路四段 25 號 11 樓

　　　　www.locuspublishing.com

　　　　讀者服務專線：0800-006689

　　　　TEL：(02) 87123898　FAX：(02) 87123897

郵撥帳號：18955675

戶名：大塊文化出版股份有限公司

版權所有　翻印必究

總經銷：大和書報圖書股份有限公司

地址：新北市五股工業區五工五路 2 號

TEL：(02) 89902588（代表號）　FAX：(02) 22901658

製版：瑞豐實業股份有限公司

初版一刷：2011 年 5 月

定價：新台幣 300 元

Printed in Taiwan

國家圖書館出版品預行編目資料

超級病毒、失序氣候、天災地變……出國的人必備
健康行李 / 邱泰源編著；
－ 初版 . － 臺北市：大塊文化，2011.05
面；公分（Care；9）
ISBN 978-986-213-251-7（平裝）
1.旅遊醫學　2.保健常識

411.98　　100005395015330

超級病毒、失序氣候、天災地變……出國的人必備

健康行李

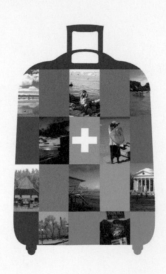

邱泰源 編著

臺灣國際醫療保健醫學會 理事長 ／臺大醫院家庭醫學部 主任

序

第一章

出國前要做的功課

第二章

天上飛的、地上乘的、水上搭的

附錄：

旅遊醫學，亟需推展與突破

侯勝茂／行政院衛生署 前署長
新光醫院 院長

　　本人在衛生署服務期間，致力建構全人照顧的醫療體系，另外也發現出國民眾行前旅遊健康諮詢的比率偏低，無論從預防保健與防疫角度皆亟需推展與突破。

　　因此本人即督促疾管局，全力推展並落實相關工作，同時更樂見疾管局與台灣大學合作，在防疫推廣平台上，於台大醫院成立旅遊醫學教育訓練中心，透過推展旅遊醫學教學與研究，並整合相關專業，提供給旅遊民眾更好的身、心、靈之全人照顧。這幾年來該中心成效具體卓著，令人欣慰。

　　為了與世界先進國家接軌，國內一些旅遊醫學專家，熱心的籌組「國際醫療保健學會」，除致力於學術研究與專科發展，同時更建立旅遊醫學的全人照護模式。本書即由該學會主持邀集相關專家，針對旅遊醫學重要課題編著，書中內容深入淺出引人入勝，讓民眾在輕鬆閱讀中，即可獲得重要旅遊醫學與國際保健知識，不但對本身健康有進一步保障，也幫助國內防疫與預防保健工作更能落實。

　　在世界村理念，各國民眾互動頻繁的趨勢中，本書正好提供所有民眾正確的國際保健訊息，讓大家可快快樂樂出門，健健康康回家，具體實踐世界村的理念，實在是一本人人必讀的好書，我樂意推薦此書給國人。

立足台灣放眼天下的健康守護

李明濱／中華民國醫師公會全國聯合會 理事長

　　本人在醫師公會全聯會服務，始終念茲在茲的是推展醫療三大核心價值，即是「人文關懷為基礎，專業創新為核心，品質安全為依歸」，期許在人文關懷的基礎上追求更好的醫療與就醫環境，讓所有民眾都能得到最妥善的醫療照護。

　　欣聞本會秘書長邱泰源教授，與其領導的旅遊醫學與國際醫療保健團隊專業成員，幾年來不但致力此領域的教學研究與專業創新，更站在人文關懷的立場，以一般民眾為對象，共同編著旅遊醫學民眾版的讀物《健康行李》一書，希望協助讀者，不分時地，皆可獲得全人照護，令人敬佩。

　　本書主要為民眾整體性健康需求而編著，書中每個章節主題，都是民眾旅遊前後必需了解的重要健康課題，內容生動活潑，民眾可在趣味盎然中，無形吸收必備旅遊健康知識，實在是本難得的醫療保健書籍。

　　立足台灣放眼天下是台灣民眾共同的胸懷，本書可協助民眾出外就學工作或旅遊休閒時得到更完善的健康守護，值得所有民眾一讀再讀。

帶著健康行李趴趴走

邱泰源／臺灣國際醫療保健醫學會 理事長
臺大醫院家庭醫學部 主任

世界邁入地球村的階段，前往世界各地旅遊，已經是現今多數人最喜愛的休閒活動。根據聯合國世界觀光組織的統計，全世界出國旅遊次數，每年約以 6.5% 的成長率向上攀升；台灣 2009 年國人出國總人次，也已達到八百多萬人次。為順應潮流，世界衛生組織 (WHO) 等國際醫療衛生單位，開始呼籲世界各國，重視旅遊醫學相關的健康議題。

幾年前的 SARS，透過快捷的空中運輸系統，迅速傳播世界各地的新聞，大家想必還印象深刻；去年台灣登革熱疫情，也因境外移入個案數而屢創新高；2011 年前後的多次天災地變，大災之後所延續下來的疾病問題，都不容地球村民掉以輕心。

根據台灣過去的研究顯示，只有 8% 出國民眾，會尋求行前旅遊健康諮詢，無論是從防疫的角度、或是個人預防保健的觀點，都有需要更讓民眾了解旅遊醫學的重要性與專業；在台灣在與世界接軌的同時，許多跨領域的國際醫療與保健的知識，尚待整合與宣導。

台灣國際醫療保健學會成立之目的，即著眼於民眾的整體性健康需求，期許讓國人不論何時何地，都能得到更好的身、心、靈之全人照顧。同時透過推展相關教學與研究，在學術發展基礎上，進行跨領域不同專業的整合，來提升相關國際醫療保健的品質。

在學會與大塊文化兩方面的努力之下，這本《健康行李》，秉持著家庭醫師以守護民眾健康為第一優先之精神，先以引人入勝的故事情境引導民眾，再穿插重要的旅遊醫學及預防保健概念在其中，就是希望民眾，更能了解旅遊與自身健康的息息相關，

在旅行前做好整體性的評估與預防保健措施，並用深入淺出的方式，給予國際旅遊預防保健的說明與建議。

若您是位旅遊經驗豐富的背包客，可以在本書找到實用的準備秘笈；若您是位身懷六甲的準媽媽、或是預計帶著家中的小寶貝旅行，也有章節建議您旅遊的注意事項；即使您是有許多慢性疾病如：糖尿病、高血壓等的銀髮族，本書中也有您不可不知的小提醒。另外，本書附錄也有許多實用訊息，如國際疫苗預防接種單位、旅遊醫學門診的資訊、常用旅遊醫學網站、以及海外緊急求助電話等，想必閱讀過後能讓各位讀者獲得滿滿的收穫。

正在閱讀此書的您，也是重要的旅遊醫學小尖兵，期待藉由更多民眾，共同投入推廣旅遊醫學預防保健相關概念，能讓所有國人旅遊更有品質，健康更有保障！

本書的完成，要感謝國內許多旅遊醫學與國際保健專家、及各大醫院醫師群，他們依其專長分別撰文或指導，包括：撰稿的鄒孟婷、施綺珍、徐微婷、黃偉新、梁倪佳、徐慶玶、林俞佳、陳柏璋、洪孜幸、盧道揚、侯君穎、徐國祐、葉姿麟、謝孟芸、黃淑群、方百涵、吳秉倫、葉乃綸、盧佳文、林瑜茵、陳宥伶、吳佳鴻、王惠民、朱家緯、張家芸、洪毓謙、林詠青等醫師及馬繼康老師；另外幫忙審稿的黃國晉、姚建安、程劭儀，林慧真、魏嵩璽與洪孜幸等專家。

特別感謝黃國晉教授、謝孟芸醫師、游佳琦專員的統籌執行、以及提供數百張私房旅遊照，共襄盛舉的各位醫師，與大塊文化出版公司工作同仁的全力支援，使得本書得以圓滿完成。

導讀《健康行李》這本書

黃國晉／臺大醫院預防保健科主任、教授

　　根據台灣觀光局統計資料顯示，2010 年國人出國人數總計 9,415,074 人次。雖然這麼多人出國，但過去的研究顯示，不到 10% 的出國者，會在旅遊之前尋求健康諮詢。

　　而健康諮詢的管道，通常從醫療專業人員獲得的比例甚少，因此所得到的資訊有可能是不正確的。由於傳染病的流行瞬息萬變，不論是流感、麻疹、瘧疾、登革熱等疾病，以及抗藥性的問題日趨嚴重，加上旅遊者本身健康問題差異甚鉅，老年及慢性病旅遊人口增加等，更突顯旅遊醫學及預防保健的重要性。

　　出國旅遊時可能危及健康的因素，包括：旅行者個人的健康狀況、旅遊性質、目的；旅行當地的環境衛生、溫度、濕度、高度、傳染病的流行情形；甚至旅遊地點醫療資源的充分與否？更是影響旅行者健康的重要原因。

　　如果出國旅遊之前，除了能像過去一樣充分了解當地的風土民情、「瞎拼」指南之外，若也能做旅遊健康門診諮詢，必要時接受適當的疫苗接種或藥物預防等，相信出國旅遊者一定能夠「快快樂樂的出門，平安健康的回家」！

　　衛生署疾病管制局與台大醫院自 2008 年 1 月起攜手合作，成立「旅遊醫學教育訓練中心」，並且開設「旅遊醫學」門診，與國內多家醫療院所，包括衛生署基隆醫院、馬偕醫院台北院區、壢新醫院桃園國際機場醫療中心診所、衛生署新竹醫院、衛生署台中醫院、童綜合醫院、成大醫院、高雄市立小港醫院、高雄市立聯合醫院美術館院區及衛生署花蓮醫院等，共同提供出國旅遊的民眾預防注射、旅遊醫學諮詢及醫療保健之服務。

旅遊醫學教育中心，也訓練醫療專業人員，有關旅遊醫學的專業知識與技能，培育國內旅遊醫學的教育師資人才，共同來推廣國內旅遊醫學的教育與訓練活動，進而保障出國旅遊民眾的健康。

「旅遊醫學教育訓練中心」，集合國內旅遊醫學專家出版許多書籍刊物，提供醫療專業人員、導遊、領隊、及民眾豐富的旅遊醫學衛教資料，並深獲好評，而為了提供民眾更多元且活潑、生動的旅遊醫學資訊，這些專家醫師們在「台灣國際醫療保健學會」策劃外，參與了本書之編輯與撰寫工作。此書的內容，主要先以案例敘述情境，再以專業的知識與經驗加以說明，讓讀者更能吸收原本是枯燥無味的醫療知識，且深入了解並應用本書所要傳達的旅遊醫學常識。

書的內容主要分為六個章節，包括第一章、出國前要做的功課；第二章、天上飛的、地上乘的、水上搭的；第三章、常見的旅途疾病；第四章、荒郊野地的意外；第五章、身分有別行前準備大不同；第六章－地球村的疾病風險。同時也提供了疾病及各國疫情的資訊網址、國際疫苗預防接種單位、海外緊急就醫資源等資訊。

相信讀者在閱讀本書之後，必能在旅行過程中，更加注意自身的安全及旅行環境的健康風險，也因為閱讀完此書後，有了更完備的行前教育，相信更能愉快地享受健康自在的的旅遊行程！

第一章
出國前要做的功課

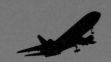

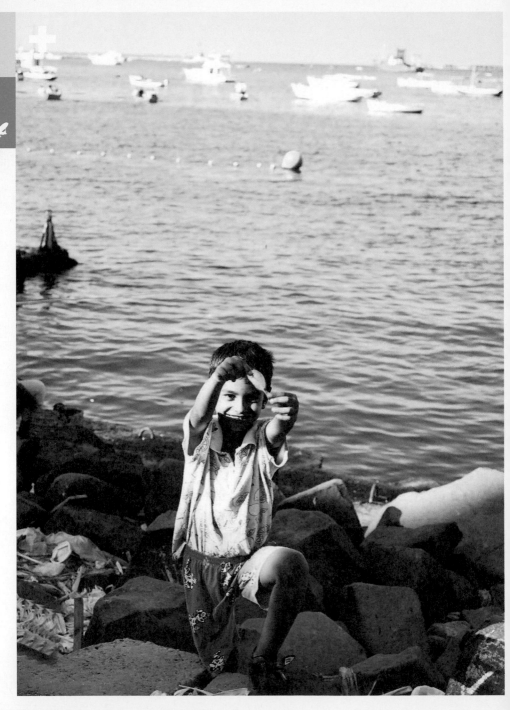

爪哇露露 ／行前的疫苗注射

若是能夠對地球村可預知的疾病風險，先作評估與防範，不但對自己的健康安全多一層保障，旅行也更輕鬆沒負擔。

在所有的旅客當中，有 20%以上的人，曾經在旅途中出現健康上的問題，而國際旅行當中，有 1-5％的旅客，曾經尋求醫療的協助，更有 0.01% -0.1%的旅客需要急診治療。

有一些傳染性疾病的風險，是可以藉由疫苗的接種或是預防性投藥，來降低罹病風險。但是並非每種疾病，都有疫苗；打了疫苗也不是 100% 不會感染。所以如洗手、只喝煮沸過的水等正確的健康行為，也有很大的助益。

「峇里島，我來嘍！」眯著眼下了飛機，小莉舒服的伸個懶腰，暖暖的陽光灑落身上。

所有建築都不得高過椰子樹的限制，小莉讓視線，自由隨意地停留在不規則綠意盎然如厚氈的梯田，還有悠閒的踱步其中的牛隻。家家戶戶門的兩側，都有大大小小的小神龕，崇敬自然萬物神祇的人們，用草葉編織成的小碟上，裝載著濃濃敬意的鮮花、米粒、與祭祀的香，散發濃濃的南洋風情。

途中經過傳統市場，裝在竹簍或紙箱裡青紅辣椒、紫色洋蔥、綠色甘藍、黃色薑塊還有許多不知名的香料食材，一旁許多的小板車上，賣著葉子包著的蔬菜雜燴、沙嗲串烤、糕點，甚至有在蒼蠅環繞的酷暑下，賣著冰涼的果汁，生意看來也不差。

「走吧，機會難得，體會一下當地人的生活，When in Rome, do as the Romans do.」小幸起鬨。 一早趕著出門，這會兒也餓了，大夥兒便依興趣向各攤進攻。看著賣冰小販的冰塊桶，歪歪斜斜的倚在緊鄰的豬肉攤旁……

「應該不會這麼倒楣吧？在這只吃一點點，應該還好？」小莉猶豫了一下，便跟上大家。

在下榻的 Villa 裡，小莉一行五個自助行的小女生，興奮的嘰嘰喳喳，討論著後天的烏布泛舟行程，還有即將享受的峇里島各式 SPA，從久負盛名的爪哇露露、椰纖美療、咖啡美療、到島上盛產的辛香料研發出來的峇里藥草美療，都好奇、都想試試看。

小莉突然感覺腹部一陣痙攣，沒多久連忙衝到廁所上吐下瀉，一連緊接著七八次的水瀉，讓原本活蹦亂跳的小莉只能蒼白著臉，虛弱的倒在床上，把同行女孩們給嚇壞了。

「怎麼會這麼嚴重啊？」

「我們也在同一個傳統市場吃東西呀？」

「要不要把小莉送醫？」

「這邊的醫療水準可以嗎？」

「妳們誰有帶腸胃藥？我還是先吃我們自己的藥好了。」小莉有氣無力的說。

小幸從背包中翻出媽媽打包時幫準備的腸胃藥：「可是不知道管不管用？這是我們家腸胃不舒服、拉肚子時吃的。」

接下來幾天，也只能清淡飲食，夥伴們還特地到附近燒烤店買一碗白飯，利用 Villa 裡廚房的設備煮了些清粥給小莉。眼巴巴的看著夥伴們在樹下泳池嬉戲，雞蛋花隨風飄落翻飛，陽光像金粉般，灑在綠意盎然的籬笆上，小莉卻打不起精神。

聽大家說好吃到極點的金巴蘭海鮮大餐、興奮的交換嘗試各種不同 SPA 的經驗，「唉，早知道就小心一點，好不容易排出來的假期泡湯了，成清粥小菜之旅，超可惜的說。」小莉心裡暗暗委屈著。

回國後，小莉和剛考上空服員的姊姊小芸說起此行的烏龍經驗。

「是喔，真可憐，還好沒有太嚴重，妳沒有發燒吧？」小芸放下正在整理的文件資料，轉頭問。

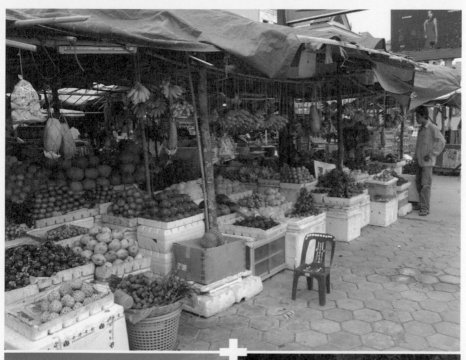

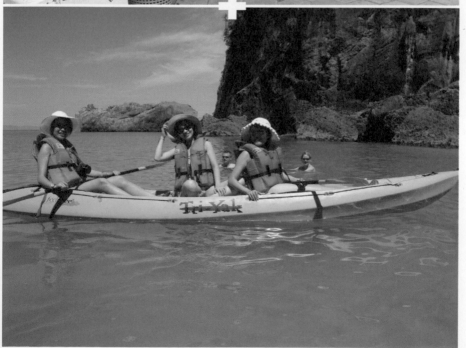

「我上次去旅遊門診，醫師提醒我要是發燒、拉到便便裡有血絲、或是有像鼻涕一樣黏液樣的東西，還有、甚麼來著？喔，對，像米湯樣的腹瀉，就要小心，是比較嚴重的感染喔！還是得考慮就醫啦；醫師還教我吃東西的時候要注意，該煮沸的、該烹調熟的、該清洗去皮或剝殼的，都別輕忽。我看，妳下次出去玩之前，先去旅遊醫學門診諮詢一下好了。」

「旅遊醫學門診？沒聽說過耶，管什麼的？」小莉這個玩咖，加上這次的慘痛經驗，聽了超有興趣，眼睛都亮了起來。

「我上次去，是因為航空公司要求我們飛國際線的機組人員，未來會在全世界各地飛來飛去，所以要求接種包含黃熱病疫苗、B型肝炎在內的各式疫苗，不然也要提出已經具有抵抗力的證明，算一算，我那一次打了七支疫苗，手臂打不夠，還打到大腿呢！」小芸翻出黃色皮的「國際預防接種證明書」，和其他的疫苗接種證明，向小莉炫耀。

「還有這麼多疫苗要打喔？一次打這麼多沒關係嗎？」

「醫師原本也說要幫我把時間錯開，但是我們航空公司的要求很趕，是我希望速戰速決的啦！」小芸笑著吐了吐舌頭：「好在醫師說我們要求的活的疫苗只有兩支，其他都是不活化的疫苗。」

「什麼意思？」小莉不懂。

「活性減毒疫苗嘛，接種後，就像輕微的自然感染，通常不會致病，所產生的免疫力比較持久、效果也較佳。但是醫師說，少數個案，可能會引起類似自然感染的症狀，有安全上的顧慮，同時較易受外來的抗體影響效力。」小芸繼續解釋：「不活化疫苗呢，也就是一般說的死的疫苗，不會造成感染，安全上的顧慮較小，但免疫效果一般較低，往往須要注射多次，才能維持免疫力。」

「不過話說回來，姐，我還以為疫苗小時候都打過了，長大之後免疫力就都 OK 了說。」小莉好奇的讀著小芸的接種證明。

「沒錯，真不愧是我妹。」小芸輕捏一下小莉的鼻尖：「我也

問了醫師同樣的問題，真有默契。雖然小時候打過疫苗，但長大後有可能抗體會下降，所以某些疫苗還是會需要追加；而且有一些疫苗因為台灣不是流行地區，政府也不會要求大家打，但是要旅行到特定地區，可能需要用一些預防藥物、或是預防針來保護自己，會比較安全。」

「所以囉，未來五大洲走透透的我，出勤前——」小芸揮著手上的雜誌：「可是會把目的地最新疫情，當作是當季的時尚流行趨勢，一、樣、關、心、的！」。

小莉若有所悟的點點頭：「聽起來，旅遊醫學門診還真是『出國前的健康補給站』呢！前幾天看到學校在招募到印度志工服務，小米忙著招募大家，協助當地貧童的教育和網路建置，還有常在大陸、東南亞經營連鎖餐廳的大舅舅、下學期要到美國當交換學生的小雅……看來，姐，我得 PO 在臉書上提醒大家，出發前要到旅遊醫學門診，找醫師諮詢一下嚕。」

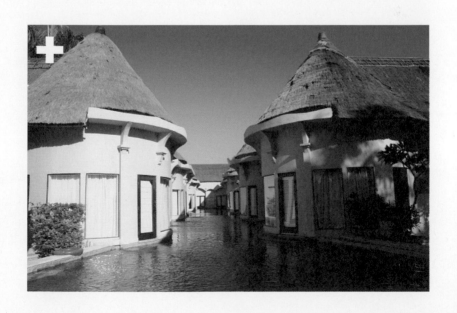

　　旅行者腹瀉，則為最常見的健康問題，依照旅遊地區的不同，大致可以分為三個等級：

　　　　低風險區域：像是美國、加拿大、紐澳、日本、以及北歐和西歐。

　　　　中風險區域：像是東歐、南非、還有一些加勒比島國。

　　　　最高風險區域：則為大部分的亞洲國家、中東、非洲、墨西哥、和中南美洲。

影響旅行健康的因素：

※ Where: 目的地。

※ When: 旅遊時間的長短、季節。

※ Why: 目的、活動內容

※ What to eat: 膳宿的衛生水準。

※ Who: 個人的衛生習慣、個人的慢性疾病。

關於疫苗二三事

活性減毒疫苗，有下列情形不建議接種：

※ 免疫不全或正接受免疫抑制治療者。

※ 染患嚴重疾病、營養不良致免疫力低下。

※ 孕婦。

※ 接受輸血後須間隔。

※ 儘量於同一時間點，不要接種超過三種活性疫苗。

一般而言，活性減毒疫苗與不活化疫苗可以同時接種，仍保有良好的效力和安全性。但活性減毒疫苗由於本身的特性，考慮到疫苗間的交互作用，或是削弱原本可以產生的抵抗力，若未能同時接種，則須間隔至少一個月。

　　旅行前最好在出發日前 4-6 週就能先找醫師諮詢。因為疫苗接種後也需要一段時間來產生較好的保護力，或是數種活性疫苗若未能同時接種，則須間隔 1 個月等等原因，所以建議預留較充足的時間。

　　若是旅遊時間較長，比方超過 3 個月、行程冒險性高的刺激旅行、自助旅行、或是需長期派駐海外工作者，則應更早開始尋求諮詢。不過，就算出發前一天才去諮詢，許多專業的建議也仍然會有益處。（文／洪孜幸）

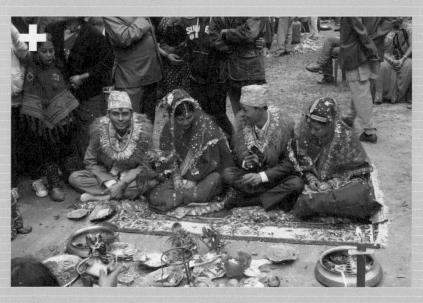

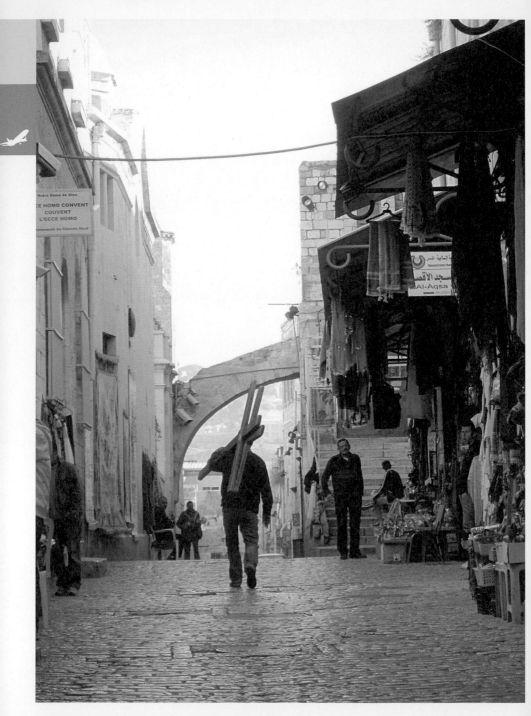

茴香酒 · 獅子奶／旅遊醫學門診

　　旅遊時，最重要的就是希望能快快樂樂出門，平平安安回家，然而無論國際旅遊或國內旅遊，隨時都可能接觸到陌生的病原體。

　　有些特殊用藥，比如：針劑胰島素、氣喘用噴劑……這些型式的藥物，可能在某些國家海關，是無法通過安全檢查，就必須準備「醫生處方證明」，以利通關。

　　有些人會以防萬一的自行到藥房買藥，或是透過朋友家人取得藥物。但是除了需注意藥物過敏和保存期限之外，任何一種藥物，不見得適合每一個人，比方針對小朋友、老人、孕婦或是有蠶豆症的旅行者，就有不同的藥物建議。

　　忙了一整年，阿德和妮妮這對小夫妻，決定要利用休年假，出國犒賞自己的辛勞。

　　阿德喜歡葡萄酒，想要去土耳其，因為人類種植葡萄，和釀葡萄酒，是始於土耳其；這也是土耳其人很引以自豪的地方，位於卡帕多起亞地區盛產的葡萄，則是最知名的釀酒上上首選。

　　傳說中的城上之城，揉合了不同文化、成就了獨特的氣息……尤其是伊斯坦堡，曾是東羅馬拜占庭和鄂圖曼帝國的首都，這兩大文明，對歐洲文化影響深遠。特洛伊的遺跡，因「木馬屠城記」的電影拍攝，使得該地聲名大噪，讓觀光客絡繹於途。

　　可是妮妮則想要去峇里島，來個深度旅遊，享受碧海藍天，遠近馳名，非常魅惑女生的各種 SPA，徹徹底底的放空一下，說不定還可以像電影裡的女主角一樣，美美的找回自我呢！

　　於是兩人開始著手收集各自目的地，好吃好玩又有有深度的「情資」，用來誘惑和說服對方成行。除了上網查機票之外，也

看網友們推薦的景點和行程，來佐證自己選擇的旅遊點，是明智、叫人期待、不去會後悔的。

僵持不下之後，阿德小耍心機，用兼具中亞、中東與地中海特色的土耳其風味大餐「烤全羊」來賄賂妮妮：「妳是知道的，土耳其內陸高原，擁有大片天然牧場，他們的羊肉以高品質，在世界饕客間，是赫赫有名的。」

在道地的土耳其茴香酒 RAKI，45 度酒精濃度卻香氣襲人助興下，阿德加把勁的強調：「土耳其菜、中國菜、法國菜並稱世界三大菜系，妳愛美食，如何，他們的烤肉、烤餅、酸奶，搭上不同的高山植物香料佐餐，果然不錯吃吧？」

源自游牧民族突厥人的菜色看似簡單、口味新鮮多變，特別是土耳其烤餅，不管內夾各式絞肉或沙拉，都很有嚼勁回味無窮，果然比阿德更具魅力的說服了妮妮：「那好吧，我同意去土耳其，品嚐更道地的美食！」

因為是自助旅行，要忙的事情可多了，光是規劃行程就費了很大的一番功夫，訂好機票、車票和住宿，也辦了簽證，換好歐元，買了中文和英文的旅遊書，還上網查了天氣，準備適當的衣物，思慮周密的妮妮，還準備了簽證和護照的影本和相片，也一起買了旅遊平安險。

眼看出發的日子只剩下三週，妮妮突然想到：下個月的生理期正好和旅程重疊！想起每次生理期的那幾天，都比平常更容易疲倦，還帶有惱人的下腹痛，妮妮想了一想之後，決定要用藥物來延後經期，免除旅途中的不適與困擾。

就在妮妮上網搜尋「延後經期」的相關資訊時，意外發現疾病管制局的網頁竟置於其中，原來疾管局官網裡有一個「國際旅遊資訊區」，很豐富且即時的內容，提供要出國旅行朋友，當下全球各地的旅遊疫情、傳染病及藥物的介紹。

「竟然還有專門提供旅遊諮詢的旅遊醫學門診呢！」妮妮電話告知阿德，和她一起抽空去旅遊醫學門診請教醫師。

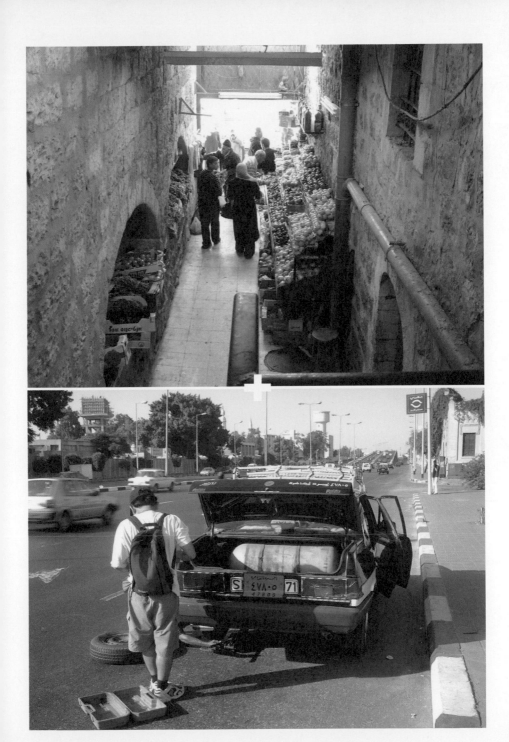

「度假還要先看醫生？到門診做諮詢？別觸霉頭了。」阿德才不想。

「有備無患呀，我都依你去土耳其了耶，要不然拉倒！」

阿德只好勉為其難的跟去瞧瞧「旅遊醫學門診」，到底管啥用的？

在旅遊醫學門診，醫師詳細的了解他們的目的地、行程還有預計停留的天數，針對他們的旅行風險給了建議：「土耳其當地，可能會有瘧疾的風險，建議服用瘧疾預防用藥，到了當地，盡可能穿長袖衣褲自保。別以為通常蚊子都不太咬我，所以我是不須要做什麼防護的，只要被瘧蚊叮上一口，就會有傳染機會，還是別開玩笑的好。」

同時醫師也建議他們，抽血檢驗是否具有 A 型肝炎抗體，因為 A 型肝炎跟 B 型、C 型肝炎不同，是經由污染的食物和飲水傳染的，酷愛自助旅行又愛美食小吃的這對小夫妻比起團體旅遊的風險又更大了，而絕大部分 30 歲以下的台灣人都沒有抗體。若是檢驗出來抗體為陰性，阿德和妮妮還得趕在出發前 2 週先接種 A 型肝炎疫苗第一劑呢。

妮妮請醫師開延後經期的藥物，醫師貼心追問：「沒懷孕吧？若有懷孕可能，就要小心用藥了。關於延後經期，避免旅途掃興，是很多女性在旅行前，才猛然想起，但是想要延後不一定會成功，有時行程決定了，讓經期提前來，是比較可行的選擇。」

「妳使用衛生棉條嗎？」醫師問妮妮：「在有泡湯或玩水的假期中，遇到生理期，如果使用衛生棉條，可以不用調整經期，也能玩得盡興。而且衛生棉條，國外相當多女性朋友使用。第一次嘗試，建議先買最小的尺寸，而且在旅遊前先行試用較為安心。但是使用衛生棉條，一定要定時更換，避免發生罕見的毒性休克症候群。」

在妮妮細心的請教下，醫師一併開立了這趟旅行該準備、以防臨時急用的藥物給他們。

　　出了門診，阿德若有所思：「醫生雖然可以提供我們健康方面的協助與建議，但是清楚了解目的地的環境，降低各種可能風險，是像我們這種要自助旅遊的人，行前很重要的責任功課，老婆，等下回家，我們可要好好的再 check 一遍喔！」

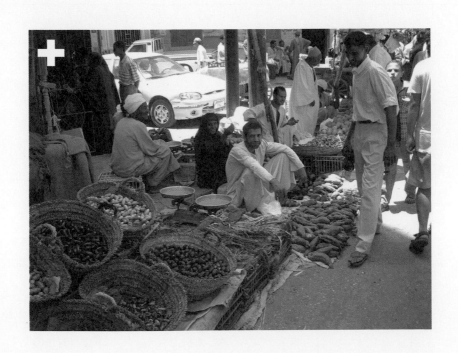

　　有些藥物，例如特定的瘧疾預防用藥，在一般的藥局是買不到的，到旅行當地買，也不見得可以買到好的品質的藥，因此還是建議先到疾病管制局各合作醫院的旅遊醫學門診，接受醫師的諮詢和建議。

　　許多旅行社或是旅遊書籍，都有行前準備物品的清單，但是最容易被忽略的，是自身健康紀錄與證明。出門前，建議要先準備一份當地緊急醫療與急難救助電話的清單，萬一有了緊急狀況，第一時間就能馬上聯絡求援。

自身健康紀錄與證明

　　患有慢性病的旅行者，或有特殊疾病或病史（如藥物過敏），建議先向自己信賴的醫師申請一份英文的病歷摘要，若在海外生病了才能夠讓當地的醫師，即時了解平時的用藥與健康情形。

要特別提醒的是，許多國家對藥品管理的規定不盡相同：

　　有些國家對持有或買賣毒品之刑責不區分，即使持有少量的大麻或古柯鹼，都處以徒刑。在部分中東國家，認定即使是醫師處方的鎮定劑或安非他命等藥品，若帶入國內，仍是違法的。在某國憑醫生處方合法買到鎮定藥品，數量雖不多，但帶入別國後，可能被認為過量而被捕。所以購買、攜帶藥品時，請千萬小心，最好備有醫師處方箋，並於事前多方瞭解、查明規定。

經期的調整

方法	適用對象	好處	壞處	何時開始準備
口服避孕藥	若提早規劃可讓經期提早，亦可用於延經	方便且同時避孕	服藥期間較長，若中間忘記服藥可能失敗	若將經期提前須一個月前規劃，若用於延經則於旅行前一星期
延經	短期延經	準備時間較短	可能失敗，不能避孕，延後時間不超過一星期成功率較高	旅行前至少一星期
催經	可提早規劃經期者	月經提早報到後心情較輕鬆，若失敗仍可採用延經方式	可能失敗，不能避孕	旅行前 2~3 星期

（文 / 黃淑群）

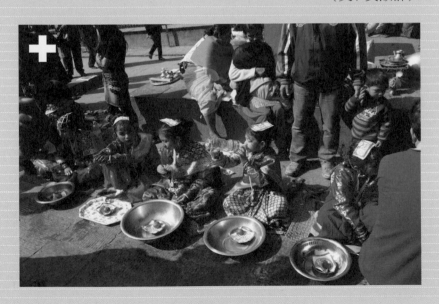

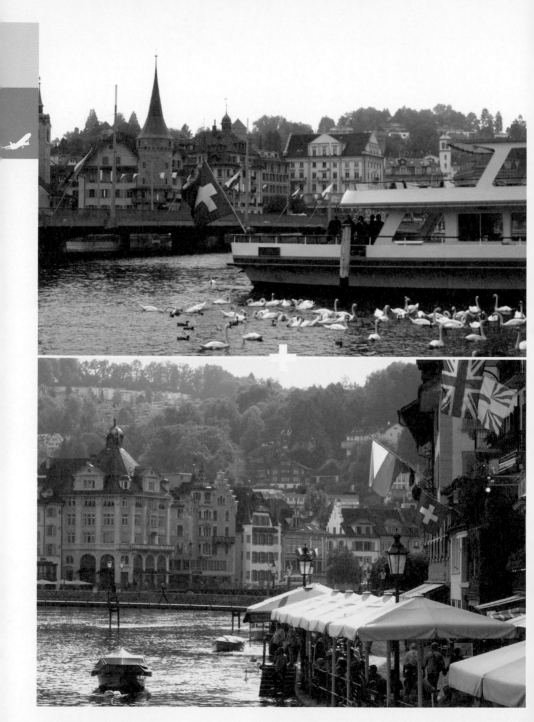

980,000.- 回家路 ／旅行時的醫療險

除了傳統的「意外險」以外，旅遊時的疾病「醫療險」常常被民眾所忽略，若是在國外生了病，常須要給付較國內高額許多的醫療費用。若沒有保險的給付，即使加上事後回國申請全民健保自墊費用補貼，還是虧很大。

盧森湖，瑞士境內的最大湖泊，乘船遊湖，遠眺湖畔山腰上的房屋，就像火柴盒般，錯落有致，宛若童話故事中的情境，山光水色絕美，岸邊滿滿的露天咖啡廳，每年吸引上千萬觀光客慕名前來。

算一算，今天是陳奶奶與先生相偕出遊，參加歐洲旅行團的第三天。晴空朗朗，輕風拂面，陳奶奶與老伴攜手悠閒的漫步，欣賞這宛若風景明信片中的景色，而其他團員手中的相機喀嚓、喀嚓、響個不停。

「唉呦喂呀 —」陳奶奶的慘叫聲驚心動魄。

「誰快過來吶，趕緊來幫幫忙啊！」陳爺爺慌了手腳，他怎麼都沒辦法扶起陳奶奶。

附近的團員們，尋找著聲音的方向趕了過去，發現陳爺爺與陳奶奶剛剛步下湖畔的階梯時，一個不小心，陳奶奶拐了一下，就這麼一跌不起。

這會兒，不管旁人怎麼攙扶，陳奶奶怎麼也站不起身，還好有經驗的領隊急忙安排好交通工具，在第一時間奔往當地醫院尋求治療。出來的 X 光片，是左大腿骨股骨折，這就是陳奶奶為什麼完全無法使用左腿起身站立的原因。

瑞士的醫師說：「必須要開刀！」但醫生也表示，陳爺爺與陳奶奶可以決定要坐飛機回台灣再動手術、或是待在瑞士當地先行

處理。

　　與台灣的家屬取得聯繫後，兒女擔心老人家身體狀況，是否可以再強忍疼痛和行動不便的千里熬回台灣就醫，他們擔心夜長夢多，所以決定就在瑞士當地進行手術。

　　然而隔天領隊必須帶領著團員進行後續的旅程，那誰來協助醫療過程的翻譯呢？還好透過台灣駐瑞士代表處，找來了一位翻譯幫忙。

　　股骨手術順利進行完成，陳奶奶在醫院靜養幾日，雖然術後恢復良好，但或許是語言不通、國情不同，陳爺爺總對負責查房的醫師態度不太滿意，也對照 X 光之放射室技術人員粗魯的手腳頗有微詞。

　　三天後，爺爺奶奶的兒子飛到瑞士探視老人家，經過五天的開刀、住院療養，在當地醫師認可下，決定搭乘飛機返回台灣，但後送回國的一路上，需要請護理師隨機照顧。

　　航空公司人員特別與陳家人解釋：「因為奶奶需要躺臥著一路返抵國門，所以總共要支付九張機票的費用。」

　　離開醫院前，陳奶奶兒子檢視帳單時，赫然發現整個住院醫療的費用，折合新台幣約二十多萬元；其餘後送費用，含機票、護理師差勤費、翻譯費用、家人住宿、救護車⋯⋯新台幣數十萬元，看來是跑不掉了。

　　好在陳奶奶參加的旅行團，已先替團員投保「醫療險」，而陳奶奶自己的人壽保險，本身也含有海外醫療救難險，額度為兩百萬元新台幣，整個意外事件計算了一下總花費，約新台幣的 98 萬多元。

　　經過數日的煎熬，陳家人與奶奶總算回到台灣，就在下飛機的那一刻，陳爺爺忍不住感嘆：「沒想到出門在外，保險那麼重要！」

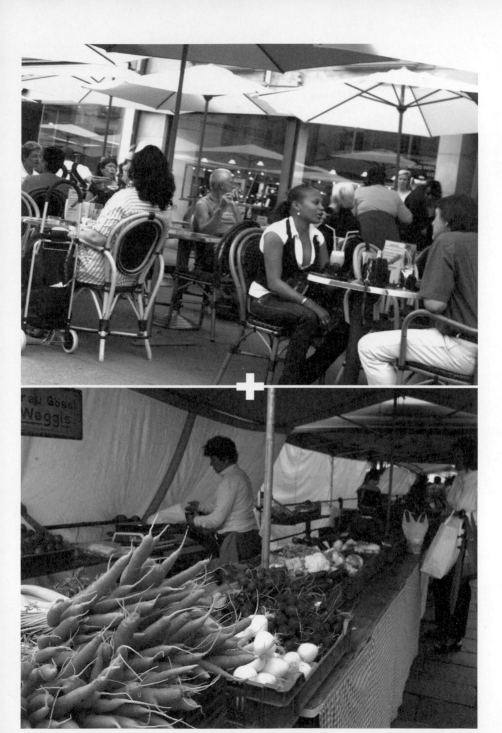

旅行團有旅行社的責任保險，就足夠了嗎

根據觀光局的旅遊業管理規則，旅行社業者，必須投保「履約保險與責任保險」才能出團。

「履約保險」指的是：旅行社是否能履行其合約上義務的保險。

「責任保險」則是指：強制旅行社為團員保 200 萬元的「意外死亡險」與 3 萬元的「意外傷害醫療險」。

撇開金額不高不談，這種保險，並沒有除了「意外」以外的「旅遊疾病保險」，因此只能說是陽春型的旅遊保險。醫療保障規劃，應視自己的預算、旅遊目的地、時間長短，來投保適當的保額。可多比較各家醫療險保障的範圍，盡量選擇包含住院、門診及急診等完整的醫療保障項目。

旅遊發生的任何變故，不是都可以保險理賠的

旅遊平安險有所謂的「除外責任」，若是因為被保險人的故意行為，像：自殘、自殺、酒後駕車、犯罪行為，或是戰爭、內亂……等狀況都不予給付。

而旅遊途中發生的「疾病」是指突發的疾病，原則上必須在保險生效日前 180 日內，不曾接受過診療的疾病，且排除一般懷孕、生產的狀況。

完整的旅遊平安保險

※ 搭乘飛機及交通工具發生的意外事故，須含意外身故、殘廢、及意外醫療保障。

※ 旅遊途中發生意外，除了交通工具之外，還有水土不服的因素。比方：食物中毒，如果是同團多人都發生這種狀況，理賠較容易；但如果是個人的暴飲暴食，沒有節制造成的腹瀉拉肚子，理賠就難了。

※ 在語言不通區域的「海外急難救助」溝通協助。

※ 因班機延誤、行李延誤、行李遺失等造成的旅遊不便保險給付。

　　早期的旅遊保險是以「意外險」為核心，所以幾乎僅支付因「意外」所造成的死亡與傷殘，並不包含旅遊途中，突發疾病的醫療費用與緊急醫療救護費用，保障明顯不足。

　　許多人壽保險，也有包含「海外緊急醫療救助險」，台灣算投保率高的國家，平均每個人至少已擁有一張保單，如果既有的保額足夠了，多購買旅遊保險並不實用。

　　建議在選擇旅遊平安險時，多考慮自己自身狀況、旅遊地點、天數、與原本既有的保單內容後再做決定，並詳讀保單相關規定，選擇最適合自己的保單。

（文／謝孟芸）

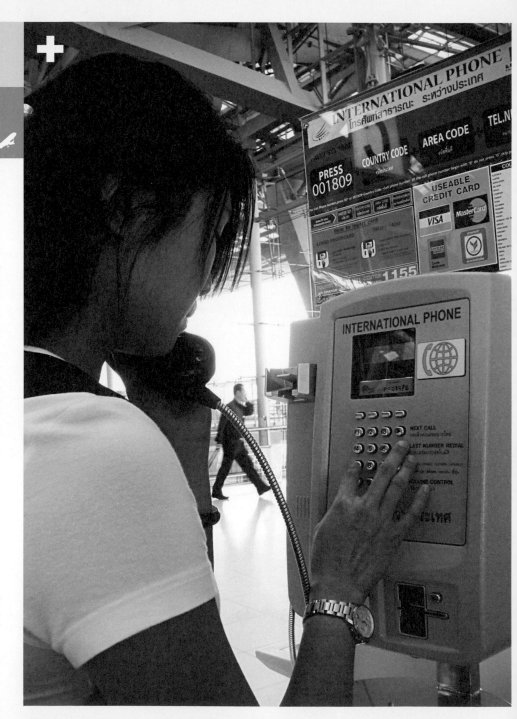

可沒規定在哪買喲／信用卡的意外險

　　一般信用卡公司，都要求使用信用卡簽付全額公共運輸工具票款，或 80% 以上團費，才能在意外發生時獲得理賠，而且包含配偶、及扶養未滿 25 歲之未婚子女，也使用自己信用卡支付前述費用時，才同樣享有如此的保險服務。

　　信用卡的保障，持卡人皆可享用，但通常是發生意外後，才急著去搞清楚內容，如果能在出國前詳細了解規則，那麼自助旅行的朋友，便可以更聰明的使用信用卡，讓信用卡變成旅行中的護身符。

　　俗話說：「人生不如意事十之八九。」旅行中也難免會碰到，但若是真的「幸運」中獎，那麼除了調整心態面對處理外，若是使用信用卡購買公共運輸工具票券，或是參加旅行社行程的話，搞不好反而有場「美麗的錯誤」；信用卡權益中的「旅行不便險」，就是這個化腐朽為神奇的好康。

　　曾有一次去斯里蘭卡旅行時，原本應該隨同班機抵達的行李，卻遲遲不見蹤影，後來經過詢問，才發現我的行李被遺留在曼谷，而四天後行李才會再被同一家航空公司，飛來斯里蘭卡的班機一起運過來，再送交回我手中。

　　在信用卡贈送的不便險中規定：

　　行李延誤險：抵達目的地機場六小時後，如果，還沒接到隨行行李的話，保險公司將補償因行李延誤所必需購置之日用必需品費用，以及為領取行李，往返機場及住宿地點間之交通費，這是行李延誤險。

　　行李遺失險：若是行李延誤 24 小時後仍未送達，則視為行李遺失。

這兩者有什麼差別呢？

以我當時使用的信用卡為例，行李延誤有一萬元的額度，而行李遺失則有三萬元的額度。雖然信用卡公司對日用必需品作出了定義，只包括內、睡衣及其他必要之衣著鞋襪、盥洗用具；及女性生理用品為主的項目，但並不限於是在百貨公司、或是地攤購買，而且如果你是要出席正式場合，西裝也算得上是必要之衣著啊！

現在說起來如數家珍，但當時雖然知道，信用卡有旅行不便險的理賠，卻在出門時忘記帶相關理賠條約，又怕買了超過理賠額度，只能憑模糊的印象，買了一些換洗衣物等生活必需品。後來才知道，我實際花費的額度，僅是我可獲理賠額度的不到十分之一！

現在想起來，難得碰到這樣的事情，無奈行李延誤是實支實付，錯過了大好機會，至少可以買幾件好一點的衣服啊！不禁令人扼腕。

有了這次的經驗教訓後，我現在其實還滿期待託運行李能夠不見，因為裡面大概都是不太值錢的物品，因為值錢的東西大部分都是放在隨身行李啦、當然名牌衣服除外！不過這樣的經驗僅此一次，往後的旅行至今，尚未再發生行李延誤的事情，除了感嘆現代機場效能的提升外，也只能安慰自己平安無事還是福啊！

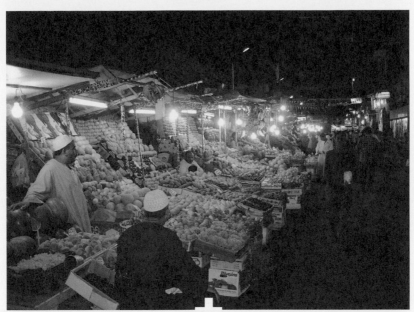

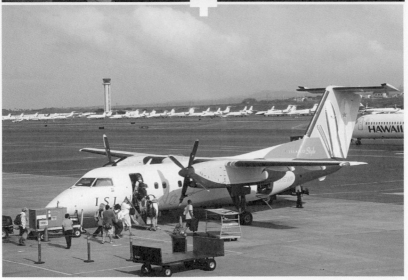

刷卡買機票，保了哪些險

很多信用卡都有附贈旅行的「平安保險」、與旅遊行程中因意外造成不便的「旅遊不便險」，包括：班機延誤、行李延誤與遺失、行程短縮或取消，甚至連搭的飛機被劫機了，也可以拿到理賠。

但必須注意的是，這些保險的前提，常常是該次旅程中有一定的比例的費用要刷卡消費才行。保險的涵蓋範圍與適用人員，也因發卡銀行而有不同的限制。有時候僅限於在飛行過程中發生的意外，下了飛機之後就不在保險範圍內了。因此在出發之前一定要好好作一下功課，才不會讓自己的權益受損。

大部分信用卡裡附加的意外險

一般來說，大部分信用卡裡附加的意外險：內容所指的「公共運輸工具」，是指經當地政府登記許可，行駛於固定航、路線的商用客機或水、陸上公共交通工具。但是旅行團常使用的遊覽車，因為不屬於固定路線，所以就算發生意外，並不在理賠的範圍之內，所以還是得靠自行加保意外險來彌補不足。

比較特別的是搭乘飛機時，保險時間，並不是指飛機在天上飛行的時候才算數，而是從起飛前、或抵達目的地後五小時內，搭乘經當地政府登記許可，由領有駕照的駕駛員駕駛之交通工具。很多人習慣自己開車到機場，這就不在保險的保障範圍之內了。

對自助旅行的人來說，最常使用的，就是公共交通工具，所以這樣的保障便顯得格外貼心。不過像我個人到歐洲自助旅行，通常是自行租汽車來開，所以這又不在公共交通工具的保障之內，因此自助旅行，要根據自己行程中交通工具的使用，來搭配保險須求。

意外傷害是旅遊中致死的主因之一，約佔 18-21%，其中第一名，就是交通事故。擁有國際駕照的朋友，或許喜歡自己租車自由行，但在路況環境不熟悉下，仍須注意：發生意外事件時，應先就醫檢查，尤其當血流不止、頭部或軀幹受撞擊，導致意識不清、疑似內出血、呼吸困難、或心跳脈搏微弱等跡象時，應儘速就醫。

自行租車須知

※ 要先有完整之醫療、事故及傷害保險：出發前先買好保險，並挑選在當地能提供好的醫療服務，甚至發生重大傷害時，可提供運送回國之妥善服務。

※ 準備目的地負責管理交通的單位，及車況等相關資訊。

※ 租車前檢查輪胎、安全帶、備胎、照明設備、及煞車。

※ 務必遵守交通規則。

※ 疲累時不開車。

※ 不酒駕、不超速。

※ 避免夜間行車，避開照明不佳的路段。

※ 使用安全帶，避免坐在貨車後面、超重車輛或巴士的頂端。

※ 騎機車／腳踏車，需戴安全帽，避開車多路段。

※ 警覺道路缺陷被動預防

※ 車子備有安全氣囊。

※ 駕駛在平坦及照明充足的道路。

（文／馬繼康）

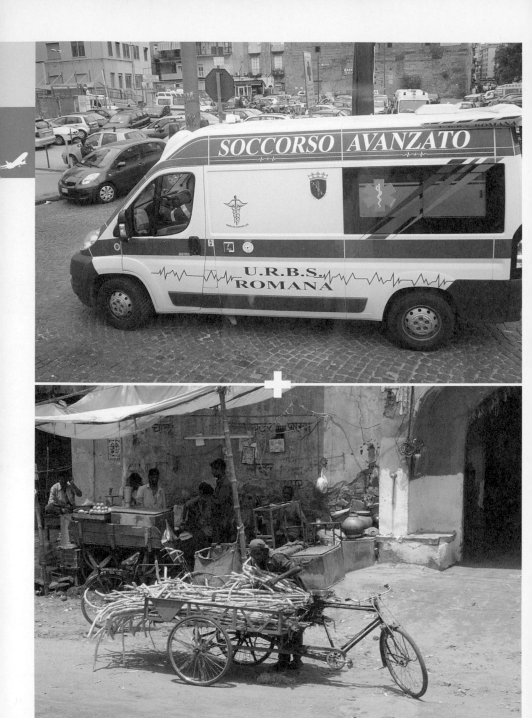

轉介單／國際醫療轉送專機

隨著國人平均出國次數的增加、旅途中，不論是飲食習慣的改變、行程的匆忙緊湊、甚至意外事故的發生，不少人還是會選擇返台就醫，還是比較讓人安心。

許多民眾出國前，會額外購買旅遊平安險或意外傷害險，投保作業完成後，保險公司會給予「海外救援卡」，請務必隨身攜帶，萬一有緊急救援需要時，即可撥打上面的電話，尋求協助或諮詢。

醫療的行為很複雜，在有限的醫療常識下，只要是醫師曾經有幫你做過的檢查與治療，最好都能夠一併拷貝帶回來，給銜接照顧的醫師作為參考。這樣做的好處，除了讓自身能夠得到更好的照護外，也可避免事後提出保費申請時，被健保局核刪的可能性。

老王年近六十，一位勤奮的台商，在對岸夜間加班工作時，突然間呼吸急促與胸悶發作，面色蒼白、冷汗直流、站都站不穩，所幸在場的員工，即時發現老闆的神情不對勁，趕忙送醫急救。

老王原本就有高血壓與高血脂的病史，在當地看過幾次醫生，但都讓他對在地的醫療體系不放心。這次發病，原本心中盤算：「只是這兩天趕出貨，累到了，休息緩一緩，就會沒事的。」不料症狀經過休息卻沒有改善，反而越來越糟。

同為台商的李董，看不下去，好心地建議他：「趕快轉到規模比較大的醫院去求診，仔細檢查看看。」

「為什麼？在這邊還可以兼顧到公司的事。」王先生疑惑。

「因為這醫院的設備，並不先進，環境也⋯⋯」李董欲言又止。

愈來愈嚴重的不舒服，真的讓老王發毛了，在李董的協助下，

老王連夜直奔規模較大的一級醫院，醫師初步診斷出來：「心肌梗塞，建議動手術、打通血管！」

老王雖長期在大陸工作，但是對台灣的醫療水準比較信任，但以他目前狀況，是不可以自行搭機返台的，只能求助於國際醫療轉送專機。可是搭乘國際醫療轉送專機後送，價格不菲，老王又急又很掙扎。

「你自己公司的保險，不是有支付海外緊急救難服務？上百萬的包機醫療費，會由再保公司負擔的。」

經李董一說，老王在與跨國際合作的醫療轉送專機配合下，飛回到台灣來就醫。沒想到，這卻是老王噩夢的開始。

一下了飛機，隨機的醫師就因為下一趟任務告急，趕赴飛往他國，協助其他有需求的病患。老王因為特信任某大醫院，於是透過護理師的聯絡，與該醫院的急診進行聯繫。

「您好，這裡有一位剛下國際醫療轉送專機的旅客，在大陸診斷為急性心肌梗塞，等會兒要送到貴院急診診療，先與您知會一下……」

「急性心肌梗塞？天啊，他人還好嗎？有家屬嗎？發作多久了？有用過甚麼樣的治療？氧氣用到多少？血管有沒有做過氣球擴張？或是放支架？有外帶病歷摘要、心電圖、抽血檢查、或是心導管、心臟超音波的報告嗎？」一開始接電話的醫師，就連珠砲似的的問了一大串問題。

護理師看著手上薄薄的一張轉介單，上面應該完整記載病人發病的時間、抽血的檢查、與疾病可能的臆斷，用過甚麼樣的藥物？怎麼用法？如何判斷病人需要去開刀的評估檢查，怎麼偏偏都、沒、有！

護理師不知所措的回應：「不太清楚耶，只知道那邊的醫師說建議開刀。」

「那他現在有甚麼樣的藥物治療？」對於資訊不清楚的情形，在急診時有所聞，醫師見怪不怪，只是，這個病人很特殊，心肌

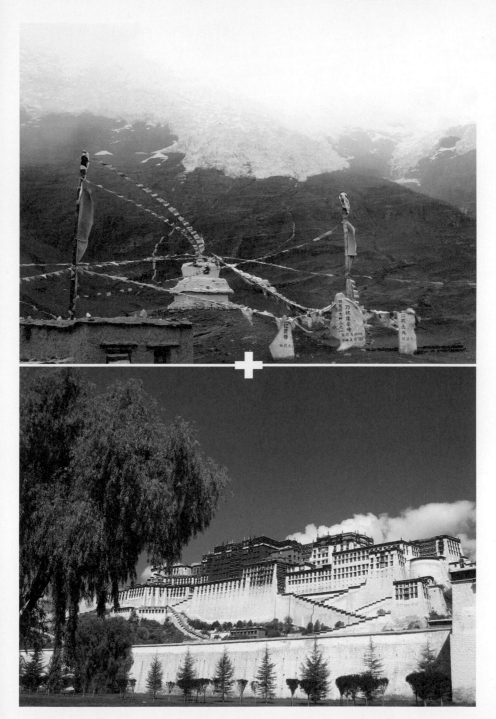

梗塞，是一個要跟時間賽跑的疾病，萬一資訊不夠充分，往往一個錯誤的判斷，就會讓人下台一鞠躬，遺憾終生。

護理師小聲囁嚅著：「我只知道，現在有在使用抗凝血劑，其餘的治療，可能要問病人了。」她瞪著那張紙，發現上面寫得真的很有限。但是，她在飛機上光是忙那些儀器、調整監視器、安撫病人、調整氧氣、打軟針的護理工作，就夠她忙了，說實在話，她也不過只跟病人說過幾句話而已。

聽完病史後，醫師只能生氣地對電話大罵：「這樣我是要怎麼幫這個病人？這些基本的資訊，有些問病人，他一定不清楚啊！先前醫院也一定知道這是要搶時間的疾病，才會讓他這麼快回台就醫，妳說都說不清楚，我能幹嘛？算了，妳告訴我他的生命徵象，後面只好見招拆招了。」

護理師狼狼地報告了生命跡象後，急診醫師嘴裡碎碎唸個不停，心不甘情不願地撥另一通電話，知會心臟科醫師，因為他知道，他鐵定要被狠削臭罵一頓了。果不其然，心臟科醫師在電話中也是火很大：「你今天才新來的嗎？這些關鍵的問題都沒有答案，下一步甚麼都動不了。」

「妳聽到嘍，我說的沒錯吧！」急診醫師氣呼呼的掛掉電話。

在護理師身邊，老王聽到了爭吵內容後，開始感到害怕，覺得很多的醫療專業術語，他都聽不懂，護理師問他的問題，他也只能直覺回答：「我就是這裡很難過……這邊也很不舒服……」

老王忍不住偷偷地問護理師：「那這樣，我要怎麼辦？飛回去找那位醫師嗎？還是 ——」護理師紅著眼睛不說話，她心裡明白，她也不知道該怎麼辦？若是再飛回去拿到所有的資料再飛回台灣的時候，可能就……根本來不及了。

老王很納悶：「事情怎麼會變成這個樣子？」

忐忑不安中，老王總算到了醫院，急診後，醫師迅速地重新評估過王先生的狀況，判斷只須要去打通血管，還好是可以稍緩個

幾分鐘的「急重症」。經過一個月悉心調養，老王終也慢慢的恢復了健康。

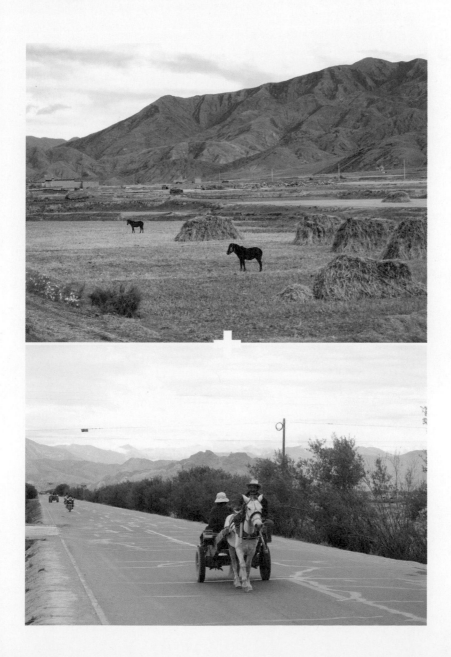

國際醫療轉送專機，是指海外醫療後送時，「醫療專機」和「醫療包機」是不太一樣的。專機，是指專門用來執行醫療任務的飛機，本身就裝有各式醫療用的必要裝備。而醫療包機，則是指包下一整架民航機的費用，將部分座椅拆卸下來後，改裝上航班擔架來運送患者，所需要的醫療裝備器材，是醫療團隊執行任務時再另外自行帶上機的。

在醫療專機或包機上，飛行的高度是可選擇的，而座艙壓力在一定範圍內是可以調整的。在短程飛行時，飛行高度在 10,000 呎至 11,000 呎，座艙壓力是可控制，在接近海平面的一大氣壓，這有利於病情的穩定。

很多保險公司會與國際轉送機構合作，提供被保險人海外急難救助專線，被保險人不論身分、名氣，都可以提出服務需求，因為若自行負擔所費不貲，只要動用備有救助裝備、及專業醫療團隊專機，收費至少 300 萬元起跳。

台灣每年出國的觀光人數高達 800 萬人，大陸就占了 350 萬人次，若不幸發生意外、重症等事件，若是投保旅遊平安險的保險公司有與國際救援中心簽約，且保單內容有含括海外醫療轉送那麼保戶，便可以向保險公司提出申請，協助儘早回台就醫。

保單的內容以及緊急聯絡電話，出發前可得先了解清楚喔。目前國內也有許多醫療院所團隊，例如童綜合醫院、壢新醫院團隊等也能提供國際醫療轉送服務，民眾可多一層選擇。相關的資訊，可以參考各航空公司、醫療救援公司、醫院。

近來國人海外就醫的情況屢見不鮮，在大陸求醫時，目前累積的經驗會告訴我們，如果害怕「山寨版」的藥物，施用到自己的身上，建議最好到「縣級」以上的醫院比較合適。

要申請海外就醫保險給付時，需要準備以下的文件：

※ 醫療費用收據正本。

※ 費用明細。

※ 診斷書至少兩份。

※ 自行影印護照上當次出境紀錄等資料，回國六個月內申請。

　　除此之外，為了自身健康著想，如果在海外，有看診求醫過，或做過任何檢驗檢查，最好都能把資料備份，在回國就醫時，完整的給醫師做參考。

出國發生意外可諮詢的機構

※ 外交部 24 小時急難救助中心

　　海外付費電話：當地國際碼＋ 886-800-085-095

　　國際免付費電話：800-0885-0885（諧音「您幫幫我、您幫幫我」）

　　緊急護照、簽證辦理：（02）2343-2888（上班時間撥打）

※ 海基會兩岸人民急難服務中心：大陸撥打 00-886-2-2712-9292

※ 桃園機場醫療中心：0913-681-066（24 小時）

提供海外急難救助的單位

※ 國際思奧思緊急救援中心（SOS）：886-2-2523-2220

※ 捷上援助公司（IPA）：886-2-2700-7700

※ 台中童綜合醫院國際醫療轉送中心：（台灣）04-2656-8565 或 0923-11-9595

※ 桃園壢新醫院：（台灣）0983-032-211（中國）4008-202-295

（文 / 吳秉倫）

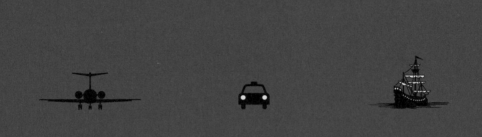

第二章
天上飛的、地上乘的、水上搭的

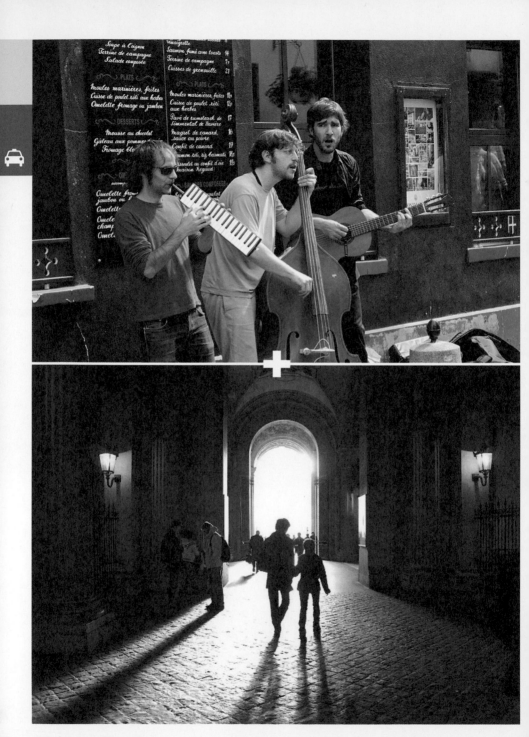

飛機上的礦物／深層靜脈栓塞

越來越多的研究顯示，不論搭乘何種交通工具，一段長時間的旅途久坐不動，與深層靜脈栓塞的發生，有高度相關性，特別是搭乘飛機時，比其他交通工具更容易發生。

航空公司為了增加收益，當然想盡可能的在機艙裡增加座位數，除非你有錢買商務艙或是頭等艙，否則相信我，沒有一家航空公司，可以讓你舒服的伸展雙腳，尤其體型高大的人，長途飛行真的是一種煎熬，不管怎麼坐，姿勢怎麼喬，都不對勁。

小美和男朋友大華，計劃這次的巴黎自由行可是很久了呢！終於等到出發的這一天，一想到接下來十天滿滿的假期，之前辛苦加班的疲憊，都一掃而空。

「羅浮宮、巴黎鐵塔、LV 包包，我的美好 Shopping 假期！」在香港轉機前，小美忍不住抱著大華開心地大喊。

一上飛機享受完機上餐點，小美立刻拿出白白的小藥丸。

「這是甚麼？」大華疑惑地問。

「這是安眠藥！我告訴你，我可是做好了萬全的準備，等一下我要好好補眠，一覺睡到巴黎剛好可以精神百倍，繼續瘋狂的遊玩、和 Shopping ！」小美得意地說著。

「這樣好嗎？妳有先去旅遊醫學門診諮詢過嗎？沒有醫生建議，就隨便吃藥不太好吧！」大華一臉擔心。

「你放心，安眠藥這麼普遍，哪需要再花時間，再去醫院看什麼旅遊醫學門診諮詢？除了安眠藥，我還吃了荷爾蒙藥物延後經期，我才不想難得的假期，還在和大姨媽糾纏不清！」小美說完就把安眠藥吃了，沒多久就沉沉睡著。

經過了八個小時，小美起身伸個懶腰準備去上廁所。

「妳終於起來了，動也不動地，睡得有夠沉，我一個人好無聊！」大華抱怨著。

「嗯，我覺得胸口悶悶的，不太舒服……」小美一邊往前走，一邊回頭說話，表情看起來不大對勁，就在這個時候，咚地一聲，小美忽然昏倒在地，失去了知覺。

大華一個箭步往前衝到小美身邊，機上的乘客也紛紛探出頭來了解情況。在一陣呼叫之下，小美還是毫無反應。

空姐忙呼叫機上是否有醫生可以幫忙，恰巧有一位乘客是醫師，趕緊過來診療。醫師熟練迅速地檢查了小美的身體，卻發現小美已經失去意識、心跳與呼吸都量測不到，於是立刻施行急救，並通知機長需要緊急降落的可能性。

小美發生了甚麼事？

沒錯，想必聰明的你已經猜到了：「機艙症！」又稱為深層靜脈栓塞。

搭機時，長時間坐著不動，而引發「深層靜脈栓塞」這樣的新聞時有耳聞，聰明的旅行朋友，一定要小心：深層靜脈栓塞，不能開玩笑，是會致命的。最好的方式是：三不五時記得起來走走，不要保持固定的姿勢不動。搭機時真正要注意的不舒服，是在座位上蜷曲太久，因為長時間不移動，所造成的血液循環不良。

當「經濟艙症候群」找上你，輕則水腫，重則引發肺部動脈阻塞，造成呼吸困難甚至昏倒。尤其本身就有靜脈曲張、或是過度肥胖的人更要特別注意；事先穿上壓力彈性襪，也是一種事先預防的方法。

因為機艙裡空氣乾燥，最好多喝白開水，補充體內的水分。缺少水分，也會引發經濟艙症候群。不要覺得上廁所很麻煩，就懶得喝水，在飛機上起身上廁所，也是讓自己不得不走動的好方法。

有些人以為酒也是水，再加上又是免費的，所以不知節制，

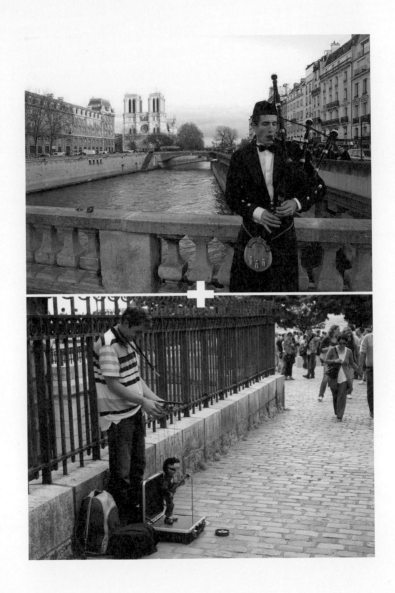

就算平常酒量很好，但由於高空中氣壓、環境都與平地不同，再加上可能因為睡眠不足，都會導致酒量不及平常的一半；不要貪小便宜，威士忌、紅酒、啤酒一起混著喝，酒後失態，可就丟臉糗很大了。總歸一句，最好的飲料就是水，尤其是在飛機上，應多補充白開水，並避免過度飲用酒精性飲料。

看看這些怵目驚心的案例，就知道有多嚴重：

一位 28 歲的澳洲小姐，高高興興的遠赴英國舉行婚禮。沒想到到了英國機場一下飛機，立刻死亡，喜事變成喪事，經過醫師檢查，證實為深部靜脈栓塞而導致肺栓塞死亡。

美國一名 36 歲女子在上機前服下一粒安眠藥，起飛後 7 小時睡醒，在上洗手間的中途，於機艙通道暈倒。機上的醫生即時為她進行急救，並在兩小時後，在美國波士頓緊急降落，將女子送往麻省總醫院搶救。該女子接受搶救後仍宣告不治。

經分析，深層靜脈栓塞是致命原因，女病人本身健康狀況良好，除乘搭長途飛機期間不動外，另一致命的高危險因素為，她本身有服用避孕藥的習慣，故增加靜脈栓塞的風險。

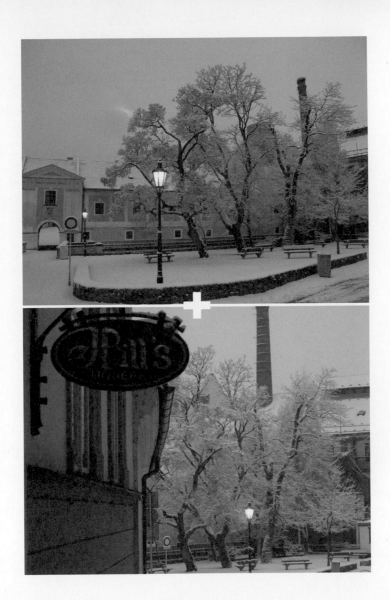

趴趴走報告

深層靜脈栓塞

　　人體的下肢靜脈循環，有一部分的動力，是靠肌肉的收縮，藉助活動產生的收縮力量，讓血液向上回到心臟。如果長時間久坐不動，容易造成下肢血液的淤積而引起腫脹、僵硬感和其他不舒服，同時也是讓深層靜脈，形成血栓的危險因子，臨床上稱為「深層靜脈栓塞」。

　　大部分深層靜脈栓塞，所形成的血栓不大，不會引起症狀，身體也可以自行吸收。血栓較大時，可能會引起腫脹、痠痛、疼痛等症狀；若是破裂的血栓，隨著血液跑到肺臟則會引起肺栓塞，症狀從胸悶、胸痛、呼吸困難、到猝死皆有可能。

哪些人容易深層靜脈栓塞

※ 之前有深層靜脈栓塞或肺栓塞的病史。

※ 家族有相關病史。

※ 使用口服避孕藥或荷爾蒙藥物者。

※ 懷孕的婦女。

※ 近期內有大手術者，特別是腹腔骨盆腔相關的手術，或腿部的手術。

※ 癌症病人。

※ 遺傳性凝血異常的人。

※ 肥胖。

※ 抽菸。

※ 有靜脈曲張的人。

深層靜脈栓塞的預防

※ 隨身手提行李，盡量不要放在腳下，避免阻礙下肢的活動範圍。

※ 經常變換姿勢與按摩小腿。

※ 時常補充水分。

※ 盡量穿著寬鬆的褲子。

※ 若要服藥上機，無論是安眠藥、或會令人有睡意的藥物，都應先諮詢醫生意見。

※ 避免過度飲用酒精類飲品。

※ 高危險族群上機前，可穿著壓力彈性襪。

（文／盧佳文）

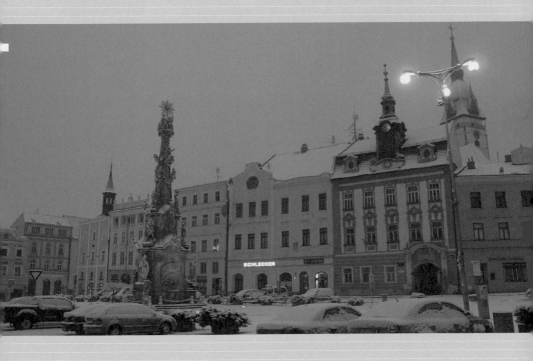

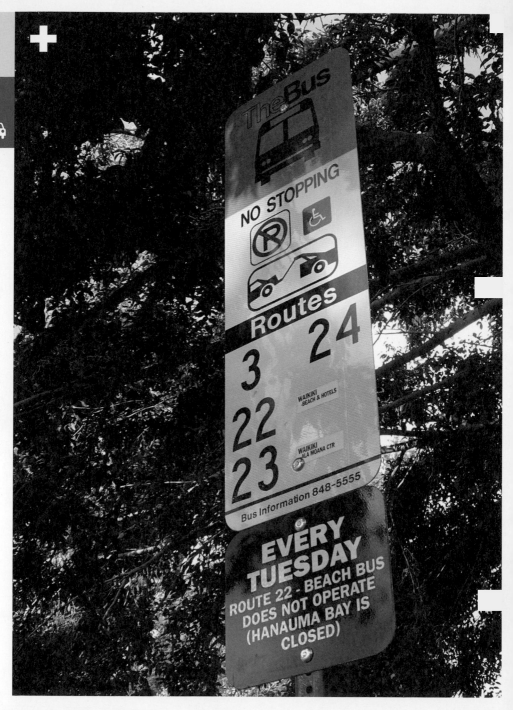

交通工具上的馬桶／動暈症

　　動暈症最常發生在海上，其他在火車、汽車或乘坐飛機時，也有可能發生，即是我們常聽到的暈車、暈船或暈機。

　　由於目前空中飛行較為平穩，除非碰上亂流，發生動暈症的機會也較其他交通工具來的少，但多數旅客都有暈車或暈船的經驗。

　　小叡是國中三年級的學生，今天一反平日上學的沉甸甸步伐與重垮垮書包，小叡穿著自認帥氣的便服，背著很酷的背包，兩步一蹦三步一跳地來到學校。原來，今天是令人期待的畢業旅行：三天兩夜的阿里山之旅！為了這個規劃已久的畢業旅行，小叡已經興奮了一整晚，還熬夜一次一次又一次的檢查和整理行李。

　　一上遊覽車，小叡和死黨們就挑了最後面的座位坐了下來。吃完豐盛的早餐，小叡迫不及待地拿出準備好的撲克牌吆喝起來，果然死黨們紛紛聚集過來，開心地玩起大老二。

　　一開始車子晃呀晃地，絲毫不減大家廝殺的樂趣，小叡今天手氣特別好，一連拿了好幾次黑桃二，贏了好幾場。慢慢地，小叡開始皺眉，話也變少。

　　「你還好吧？怎麼臉色這麼蒼白，還在冒冷汗……」班花小文關心地問。

　　「我頭好暈、胃也不太舒服，有點想吐，哇……」說時遲那時快，小叡已經把早餐的三明治和豆漿都吐出來了。

　　有經驗的隨車導遊，發現小叡是得了「動暈症」，也就是我們俗稱的「暈車」。於是，立刻將小叡安排到遊覽車較前方的座位，並囑咐小叡先閉眼好好休息一下。

　　小叡一邊閉眼休息，一邊聽著遊覽車後面此起彼落的嘻笑聲，

心裡相當後悔：前一天晚上整理行李時，媽媽還特別交代，暈車預防藥要記得先吃。小叡向來只要一坐遊覽車，就會暈得嚴重，也常常噁心嘔吐，只是好久沒出門玩了，畢業旅行又太叫人興奮，一下子忘了出發前要先吃藥。

「明天還是乖乖記得先吃暈車藥好了，暈車真是太難過、又糗很大，畢業旅行的第一天，就這麼在小文面前丟臉……」小叡和自己生著氣。

「同學，你好些沒？」導遊大哥走到小叡身邊：「你有帶預防暈車的藥嗎？可以先在出發前 30-60 分鐘先吃，一路上會舒服多了喔。」

看小叡一臉懊惱，導遊大哥說：「你這還算小 CASE 啦，我有個高中同學，立志要環遊世界，等他有這樣的經濟能力後，他很悲慘的發現到一件事——」導遊大哥提高嗓子又故意停下賣關子，要吸引更多同學來聽故事。

等同學慢慢安靜下來，導遊大哥清了清喉嚨：「我這同學呀，他是有很努力的完成環遊世界的美夢啦，不過，你要是問他旅途中，最難忘、印象最深刻的事，你們猜是什麼？」

「美食喲？」

「名勝古蹟？」

「瞎拼嗎？」

導遊大哥一再搖頭。

「豔遇！」

「一夜情！」

「喂、同學，你還未成年耶！」導遊大哥又氣又好笑：「就是跟他一樣啦！」指著小叡說。

同學一陣噓聲！

「喂、喂、喂，等我話說完再決定給不給面子嘛。」導遊大哥胸有成竹：「我同學他旅途中，最難忘、印象最深刻的事，是各種交通工具上的——馬桶。」

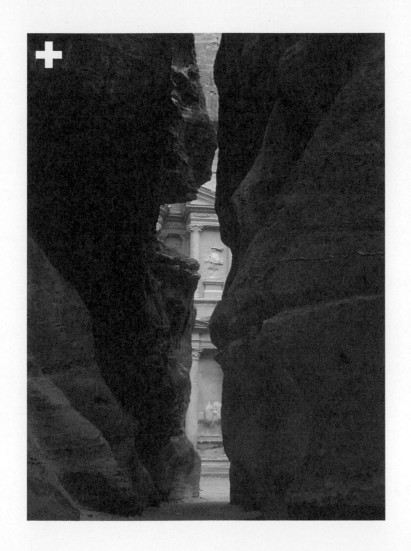

「你同學是研發馬桶的喔？」

「還是賣馬桶的？」

「真可憐、環遊世界還要考察人家的馬桶。」

同學們七嘴八舌的天馬行空。

「錯、錯、錯！」導遊大哥雙手在胸前打個大叉叉：「是他暈車暈船暈飛機，所以只要一上長途交通工具，第一件事就是找廁所在哪裡，因為嘔吐袋不夠看啦。次數多了，他開始發現，不同交通工具上，各有特色的馬桶；我同學還說，他老來可以寫本書，書名叫作：倒映在馬桶水波面上的一張慘敗臉。」

小叡覺得臉上火辣辣的糗，全車眼光似乎都聚焦在他身上，恨不得趕快在小文面前消失。

同學又各忙各的，嘻鬧笑聲不斷。

「你有沒有好一點？你臉好紅啊？」小文關心地拿了幾個嘔吐袋過來。

「唉，都怪自己太貪玩，硬是挑了最晃動的座位，還吃了那麼多早餐，還好吐出來就好多了！謝謝妳。」小叡把頭低到不能再低，覺得自己的蠢樣都被小文給看光了。

「那我陪你坐在前面好了。」小文在小叡旁邊坐了下來。

「塞翁失馬，焉知非福。」小叡在心裡，忍不住的偷偷得意了起來。

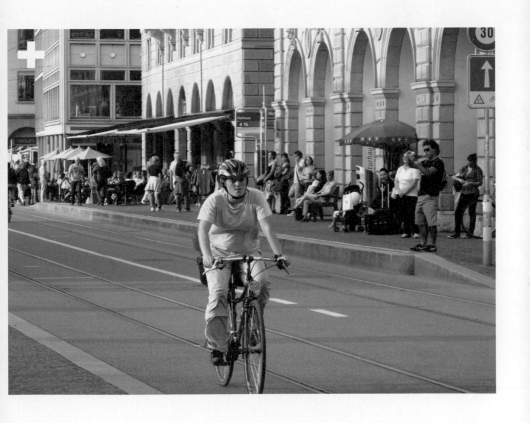

趴趴走報告

什麼是動暈症

我們的內耳，負責聽覺及平衡，會經由視覺器官和其他部位發出的訊號，一起維持平衡。

當訊息受到干擾時，這個系統便受到擾亂，進而產生動暈的病徵。例如：身體處於靜止，但眼睛卻察覺到移動，系統就易受到擾亂，常見的就是搭乘交通工具的時候。由於目前空中飛行較為平穩，發生動暈症的機會也較其他交通工具來得少，但多數旅客，都有暈船或暈車的經驗。

動暈症會有哪些症狀

腸胃不適、噁心嘔吐、眩暈、面色蒼白及冒冷汗等。

特別是婦女們，尤其是懷孕、及經期間。以及 2-12 歲的兒童較常發生。

如何預防動暈症

※ 出發前 24 小時內及旅程中，避免飲酒。

※ 少量進食、清淡飲食。

※ 選擇交通工具中最穩定的位置，例如：

　＊ 船中央的位置。

　＊ 飛機上較靠機翼的位置：

　＊ 汽車的前座。

　＊ 火車上前行的座位。

　＊ 巴士中間稍前的位置。

※ 將視線固定於遠處的某一個定點。

※ 盡量保持身體靜止和避免快速的頭部動作。

※ 將眼睛閉上或躺著休息。
※ 症狀嚴重的人可使用預防藥物。

藥物使用

　　使用藥物前，最好尋找專業的醫師諮詢。最常使用的為抗組織胺類藥物，應在旅程前 30-60 分鐘及沿途服用。副作用包括有：容易口乾舌燥，注意力不集中及睏倦等現象；所以自行駕駛、及從事水中活動的人，不宜使用抗暈藥物。除了口服藥物之外，也有貼片劑型，臨床上較少使用。

所有的抗暈藥物都應避免使用於：
※ 患有青光眼的病人。
※ 呼吸系統問題的病人，如哮喘。
※ 前列腺肥大而排尿有困難的病人。
※ 小孩及老人的止暈藥物，劑量與成人不同，副作用的反應可能
　　也較大，服藥前應先與專業醫生商量。

（文／盧佳文）

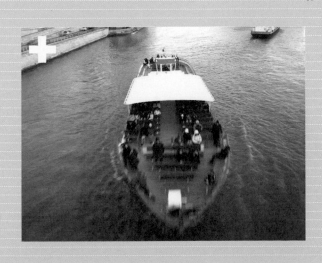

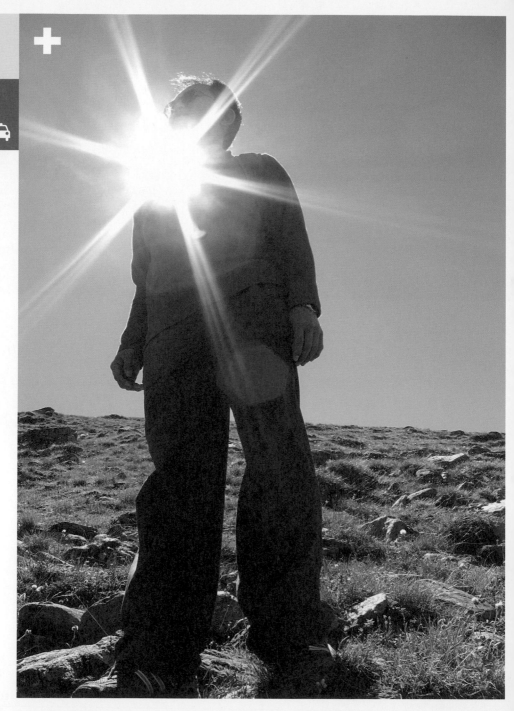

飛東飛西，大不同／時差與失眠

有研究報告指出，高達94%的人，在旅行中飽受時差之苦。

上了飛機，即可開始調整依目的地的時間作息，並且在到達後的白天，多曬曬太陽，依照當地時間吃三餐，都有助於生理時鐘的調整。如果在目的地停留時間，少於3天，建議可依照原本的作息即可。

有些旅客因為飛機上提供免費的酒、茶、或咖啡，就大喝特喝，其實多喝水，才是最好的方式，盡量避免在飛機上因為睡不著而喝酒助眠。

小茜剛剛結束在北京與客戶的會面，腦海裡還在想著要如何報告這次會談的重點，周六傍晚才回到台灣，行李都還沒整理，就又接到老總的通知，要她在周一前往紐約，去緊急處理一項合約。

雖然是旅行出差的常客，但是如此緊湊的行程，仍然讓小茜忙翻了，她急急忙忙的跟老總說明了在北京與客戶討論決議後，便忙著準備接下來要動身前往紐約的行程。買機票，訂飯店，收拾衣物，準備文件，還要聯絡在紐約的同事，出發前一天也忙到三更半夜，隔天更是一大早就出門趕班機。

加上在香港轉機的時間，一共花了將近20個小時。在飛往紐約的飛機上，小茜也沒閒著，她先完成了北京的結案報告，也擬好了接下來合約談判的重點，因為前一晚太累，她還在用餐之後，跟空服員要了好幾杯咖啡提神。好不容易在剩下的空檔可以好好的休息，卻怎麼也睡不著。

經過了漫長的飛行，在當地的下午到達下榻的旅館，累翻了的小茜，一到旅館就攤平在床上，聯絡好當地的同事，約好隔天碰面的時間，頭暈腦脹的她決定先小睡一下，沒想到這一睡，就睡

到晚上 10 點。

　　醒來之後她覺得精神好多了，打了通電話聯絡家人報平安，還洗了個舒服的澡，看看當地的新聞和氣象，也規劃好隔天的行程。當她一切打理完畢，到了當地就寢的時間，卻怎麼也無法入睡。幸好時常旅行的小茜，行李裡都備有常用藥品，她翻出之前請醫師開立的安眠藥，才終於又進入夢鄉。

　　隔天，如期的完成了合約的交流討論，到了下午，同事提議要帶第一次到訪紐約的小茜去中央公園走走，偏偏她到了下午 3 點，就已經昏昏欲睡，坐在車上就睡得不省人事，到了中央公園也渾身無力，無心欣賞美景。連用晚餐時，號稱紐約客的最愛美食，小茜都沒胃口，同事只好取消晚上的百老匯歌劇欣賞，早早送她回到旅館休息。

　　小茜很抱歉的跟同事說：「之前聽老總說，出差啊，往東飛容易會在凌晨就醒來，而到了接近傍晚就想睡。往西飛則是會有晚上難以入眠及早上爬不起來的情況。所以他練就了出差前，早幾天逐步調整睡眠時間，往東飛的話，可以逐日延後一小時就寢，讓自己的作息比較接近目的地的時間；往西飛，則是每天將睡眠時間往前調一小時。」

　　「這叫知易、行難。」同事開玩笑的反糗小茜。

　　經過了第二天晚上的充分休息，第三天小茜終於恢復平常的活力，也找回她敏捷靈光的思路，合約談判，小茜又打了漂亮的一戰！

趴趴走報告

　　發生時差的原因，是因為在跨越不同時區，讓我們身體原本規律的 24 小時生理時鐘混淆了。而造成錯亂的原因，有時在於一下子越過多個不同時區，也難怪會有人把商務考察或出國比賽的失常，歸罪時差害的啦。

　　會出現的症狀包括腸胃不適、食慾不振、全身倦怠、白日精神不濟、夜晚難以入眠等。甚至會影響工作和思維的表現。很多症狀往往合併有旅行本身帶來的疲倦感，這些症狀會隨著身體逐漸適應新的時區，而慢慢改善。

動量症會有哪些症狀

※ 出發前應有充足的休息，及避免睡眠不足。

※ 當旅程少於 3 天時，應試著按出發地的時間表作息，而不是按目的地的作息時間。如有特別需要，請先諮詢旅遊醫學門診的專業醫師。

※ 當旅程超過 3 天以上，應立即依目的地的睡眠及用膳時間作息。如有需要，可以在最初的數天，作午間小睡，以助適應。

※ 抵達目的地後，白天應多接受戶外陽光照射，可以減少時差的症狀。

※ 在飛行途中，儘量避免飲用過多的酒精和具有咖啡因的飲料。

※ 避免過量飲食，並適時補充水分。

※ 短效的安眠藥可能有幫助，如有需要時，應先與專業醫生商討後，再決定是否使用。

※ 褪黑激素（Melatonin）曾被宣稱可減緩時差的影響，但它的安全性及使用劑量仍有待證實；如服用時間及劑量不當時易有反效果，應先請教專業醫生。目前世界衛生組織（WHO）並不建議使用褪黑激素。

（文 / 黃淑群）

第三章
常見的旅途疾病

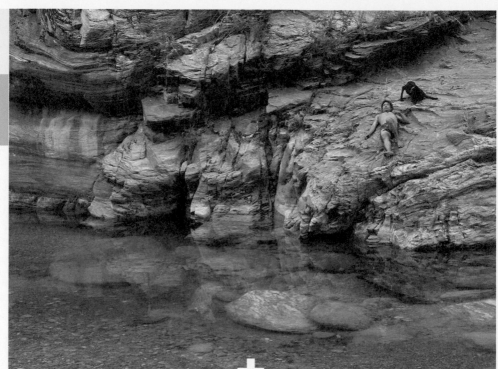

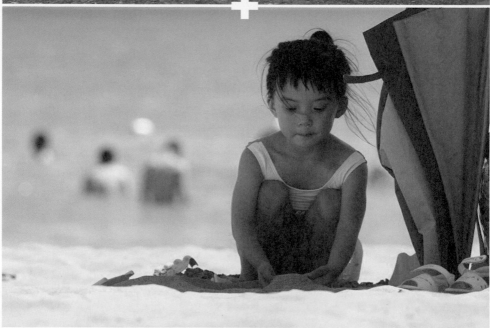

土鄉巴佬的 41 度 ／中暑

炎熱高溫的天氣，隨著戶外活動的盛行，防曬、防中暑是非常重要的，尤其在戶外工作或是運動過後，如果出現頭暈，嗜睡現象時，可得當心是否已經中暑了。

「熱痙攣」是因身體大量出汗，造成電解質不平衡，以致肌肉抽筋痙攣；而超過攝氏 40 度的「中暑」，則會發生中樞神經症狀，例如意識混亂、幻覺、步態不穩、抽筋甚至昏迷，也會造成多重器官衰竭，不儘快處理，死亡率非常高。

喬治是程式設計師，每天都在冷氣房內盯著電腦螢幕辦公，很少到戶外做運動。與瑪莉 6 月結婚後，趁著瑪麗教書的學校放暑假，到峇里島補度蜜月。

一夜好眠後，第二天喬治興奮的參加了導遊推薦的水上行程，預備要享受滑水道、浮潛、乘坐香蕉船、划獨木舟……水上活動。喬治興致勃勃穿著緊身 T-shirt、戴著墨鏡、防曬油也不搽，就準備踏出飯店。

瑪莉遞了一頂草帽，和薄外套給丈夫，但是被喬治拒絕了：「來這裡就是要享受陽光的，戴個草帽、還穿薄外套，很像土鄉巴佬，我不要。」瑪莉只好默默的收了起來。

喬治非常喜歡海上的活動，浮潛後，又在 40 度的高溫下，玩了多次香蕉船。當導遊宣佈：「乘坐玻璃船觀賞熱帶魚，是今天最後的活動，一天的行程，將在繽紛魚群身影中，畫下美麗的句點。」

喬治正在不可思議的奇怪：「我怎麼可能暈船？」在悶熱的玻璃船艙內，喬治漸漸覺得自己頭暈眼花、全身是汗，忙緊抓著瑪莉不敢放手。一上岸，瑪莉焦急拜託導遊，將昏昏沉沉發燒的先

生送醫。

到了醫院，一量體溫：「發燒溫度高達41度。」瑪莉嚇壞了，喬治意識不清楚，抽血檢查發現，有橫紋肌溶解症、腎功能異常、經醫師診斷後，導遊翻譯給瑪莉聽：「中暑，合併器官衰竭。」

瑪莉想到行前，校護退休的老媽忍不住提醒：「妳家喬治孩子性，一玩起來就沒個準，7月豔陽天，毒辣辣的熱傷害，要小心別中暑，否則從輕微的不舒服，包括熱痙攣、熱衰竭及最嚴重的中暑都可能發生。」

老媽還細心的寫張「避免中暑」紙條給瑪莉：

※ 避免在炎熱潮濕的天氣下從事戶外活動，避開下午1:00-3:00最熱的時段。

※ 定時定量補充足夠的水分及鹽分，不要只依照口渴的感覺喝水。

※ 衣服儘量穿著寬鬆、淺色系、吸汗佳的服裝，一定要戴遮陽帽。

※ 劇烈戶外活動前，先確認自己身體狀況是否OK。

還好經過一天的治療後，體溫總算回復正常，喬治意識也恢復清醒。

當喬治看著哭到雙眼紅腫的瑪莉時，低聲下氣的賠不是：「早知道就當回土鄉巴佬！不好意思啦，以後我們家，都聽妳的，妳最大、妳說了算！」

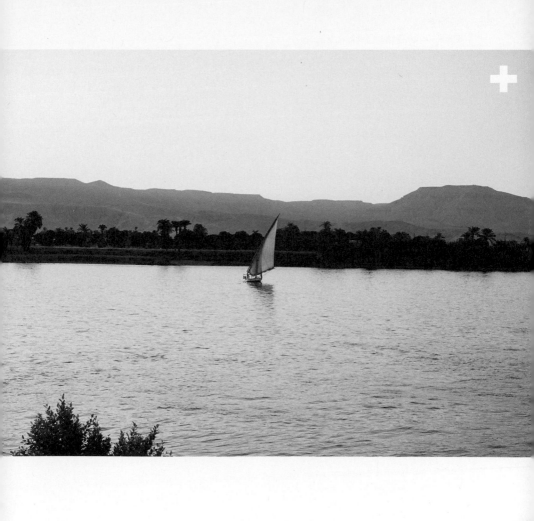

　　不只是出國，在國內曾有案例，7月的墾丁街頭，毒辣的太陽下，帶著3歲的寶寶來度假衝浪，順路想買杯速食店冷飲的年輕爸媽，由於停車場一位難求，於是夫婦倆把車子暫停在速食店外，看寶寶睡得很熟，不想吵醒他，便把孩子留在車內。

　　雖然窗戶開了一點縫，並想說大概五分鐘就回來，應該不會有什麼問題，誰知道鑰匙忘在車內，車門卻自動上鎖。半小時後，等鎖匠來打開車門，寶寶已經全身發燙，呼吸和脈搏加速，趕忙送醫……

　　小孩的代謝率比成人更高，身體比成人每單位產生更多的熱能，但其心輸出量比成人低，流汗速度較慢，表示運動中所產的熱不易散發。小朋友，也比較不會自動自發攝取水分，更小的幼兒，行動力不足以獨立離開炎熱環境，所以更容易中暑。這些都是父母帶小朋友，在夏天出門不可疏忽的地方。

　　老年人、慢性病患者、肥胖者(因為皮下脂肪過多不易散熱)、有服用影響體溫調節、或造成出汗、或脫水的藥物的病人，甚至對自己身體狀況不瞭解的旅行者，都是中暑的高危險群。

　　如果旅行的環境，是氣溫、濕度都太高，通風不好、或沒有陰涼可避暑的休憩場所，會讓身體負荷太大。倘若外出時間又長，休息次數過少、休息時間不足、環境曝曬多，而服裝穿著不易脫換或透氣不良，再加上水分或鹽分補給不足，對中暑知識不清楚的旅行者，是可怕的高危險群。

年紀超過 65 歲的老人家，若遭遇溫度變化，體溫調節能力不如年輕一輩，通常較會有身體的疾病，而改變身體對熱的反應。老年人較常服用的部分藥物，會增加中暑的機會。例如：

　　乙型阻斷劑（常見血壓藥），會使心跳無法增快以對抗熱壓力。

　　利尿劑（常見血壓藥），會干擾水分平衡。

　　抗組織胺，抗精神病藥和三環抗憂鬱劑，會抑滯和減少熱散失。

　　如果不幸發生熱傷害，應趕緊將病患移至陰涼處，除去衣物，用冰水拭浴，若有風扇吹拂更好，可將手腳浸泡在冰水中，或以冰袋放於主要血管流經的頸部、腋下、鼠蹊等部位幫助散熱。若是病人意識不清者、嘔吐時，記得讓病人側躺，避免嘔吐物阻塞呼吸道，若呼吸困難，則應儘快請求救援，並施以人工呼吸。

（文／林瑜茵）

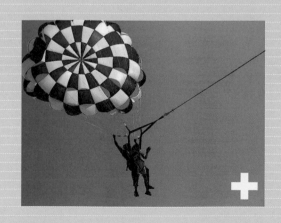

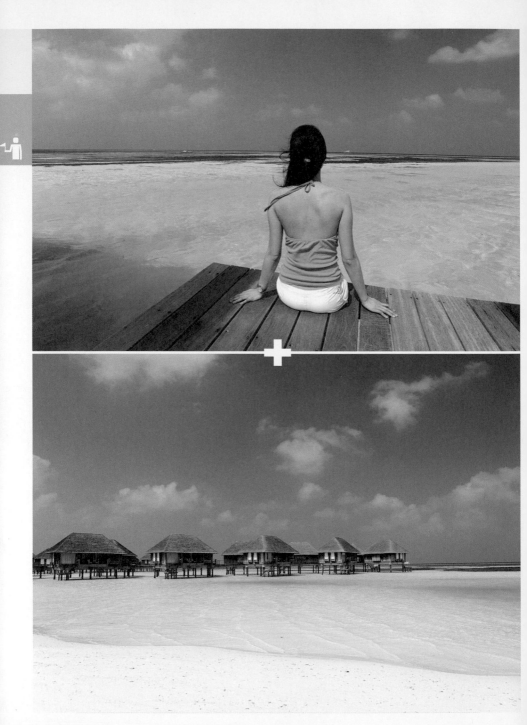

1190 個珊瑚礁／曬傷

　　陽光、裸露的皮膚、曝曬時間，是造成曬傷的三大條件；而陽光中的紫外線，是導致曬傷的元凶。

　　除了熱帶地區外，高海拔與冰雪區域，也常是造成曬傷卻易忽略的地方。水面可以反射 100% 的紫外線，沙漠及雪地也可以增加 20-30% 的傷害，不可輕忽。

　　每天上午 10:00 到下午 4:00，是一天中最容易曝露到陽光的時間。在這段時間從事戶外活動（尤其在沙灘、雪地、海邊等）都很容易曬傷。曬傷的症狀不會立即出現，多發生於日曬四小時後。

　　防曬乳最好在曝曬前 30 分鐘塗抹才會完整地被吸收，而使用防水防曬乳，至少在戲水 1 小時前，若有流汗、游泳、徒步旅行、騎單車後須再補搽。美國食品暨藥物管理局 (FDA) 甚至建議每 40-80 分鐘再補搽防曬乳。

　　即使待在飛機上要花上至少 7 小時，新婚燕爾的小張夫婦，一想到要在四季如夏、風光明媚的馬爾地夫展開蜜月之旅，腦海中浮現美麗的珊瑚礁、碧藍的海洋與白色無瑕的沙灘，飛航的勞累，仍難掩興奮之情。

　　馬爾地夫，1190 個美麗的珊瑚礁島嶼，似花瓣似的散落或環繞在寬廣、碧藍的印度洋上，獨特的南洋風情、爽朗的陽光、清澈的海水，吸引著來自世界各地的遊客，特別是有情人終成眷屬的蜜月之旅。

　　一抵達馬列機場，在滿天閃爍星光相伴下，搭上快艇前往飯店，入住海上豪華別墅，清涼海風陪伴入夢，海浪的拍打歌唱聲中，好心情的悠然醒來。吃完豐盛的早餐，便迫不及待地加入飯

店提供的海上活動。

上午，在成功地通過游泳測試後，夫婦倆搭船前往外海浮潛，戴上呼吸管、面罩，穿上蛙鞋及救生衣，開心地投入大海探險去了。海底滿佈珊瑚礁，一群群繽紛彩色的大大小小魚群鑽進鑽出自然迷宮來迎接他們，對巧遇的海龜與魟魚，投予「不虛此行」讚嘆的眼光，鮮豔奧妙的海底世界，讓時間過得飛快。

飢腸轆轆，讓倆人暫返飯店休息用餐，小張咋舌的回味：「黎巴嫩美食的鷹嘴豆醬、沙拉、燉菜、烤肉串，我都很喜歡。」

「可我比較欣賞他們的小食拼盤和阿拉伯蘸醬。」

小張拉著太太往前衝：「越說越餓了呢！」

午後，拿起衝浪板，在優美的海沙灣上了一門衝浪基礎課，在熱情的陽光下，練習了划手、起程、坐板掉頭、轉向與撐越，過去少使用的肌肉在這時拿出來磨練，真爽快。趕在日落前結束最後一項的水上活動，划著獨木舟到無人島，與島上的寄居蟹，共賞蜜月之旅的第二個迤邐風姿的滿天彩霞，實在太浪漫了。

回到別墅後，疲累中帶著滿足，夫妻倆決定先沐浴後，再來好好享受沙灘上的燭光晚餐……結果，沒想到小張才一開蓮蓬頭沖背，慘叫一聲，跳出浴室：「快幫看我整個背怎麼了？很刺、又很痛！」

「跟煮熟的龍蝦沒兩樣耶？」小張太太忍俊不禁：「腫腫的、發紅，看起來還算新鮮！」小張白了太太一眼。

「誰叫你不聽某嘴呀？一整天在炎熱陽光下玩海上活動，卻只搽了兩次 SPF50 防曬乳，這下子你親自領教到了，搽防曬乳，不是女生小題大作愛美，是真的具有保護作用的。」小張太太故作哀怨的撒著嬌：「你看你啦，身體嚴重曬傷了，蜜月之旅才第二天、第二天耶，你掃不掃興啊？」

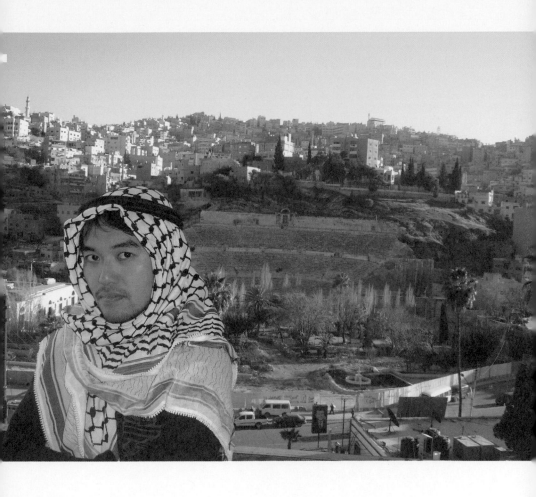

市面上的防曬產品琳瑯滿目，包括：防曬乳、隔離霜和防曬化妝品。選擇時，首先，須了解要『防』的是甚麼？

防曬是防紫外線 UVA 及 UVB；購買產品時，請先確定是否有「防曬係數指標」。

UVA 能穿透較深的真皮層，導致皮膚老化、皺紋、黑斑及日光性皮膚炎。

UVB 較易導致白內障、皮膚癌、嚴重的曬紅及曬傷。

防曬係數指標

※ 美國為 SPF(sun protection factor 0 -30+)

※ 歐盟為 IP(Indicia Protection 0-30+)，歐美幾乎可同等換算。

※ 日本為 PA(Protection grade of UVA PA + - PA +++)。

SPF 是防止 UVB 的係數

※ SPF15 可以過濾 92% 的 UVB。意思是說，如果沒搽防曬時，在10 分鐘的時間，會導致輕微曬傷，搽了 SPF15 的防曬產品，延後至 150 分鐘 (10 x 15 = 150 分鐘)。

※ SPF30 僅增加至 97%(更高就無太大的差異)。該產品對於 UVA的保護是 UVB 的 10 分之一，這個係數也可提供，在太陽下再曬多久的時間，可能導致曬傷的資訊。

PA 是防止 UVA 的係數

日系的 PA 指標：PA+ 為輕度阻斷 UVA，PA++ 為中度及PA+++ 為重度。

購買防曬產品的考量

塗抹呈現白色？或是質感較油膩的，但可能會導致過敏。

無水製劑的油膩、不易沖洗、但防曬良好。

乳劑型，防曬效果中等，但需注意穩定性。

非油脂性，清爽、但必須較頻繁的塗抹。

藉由防曬指數可約略了解需要再補充的時間，但指數是在控制的環境下完成，沒有把風速、光折反射、流汗、毛巾搓擦或乳液的塗抹納入考量，所以實際使用上這些產品的防曬值需打折扣。

定義防水或防汗的防曬乳，以美國實驗室為例，須在中度水上活動 20 分鐘，休息 20 分鐘 (沒用毛巾擦身)，水上再活動 20 分鐘後測試 SPF 係數無改變為要。如果戲水 6 小時，在皮膚表面須塗抹強效防水防曬乳至少 4 次。

防曬乳最好在曝曬前 30 分鐘塗抹才會完整地被吸收，而使用防水防曬乳至少在戲水一小時前，若有流汗、游泳、徒步旅行、騎單車後須再補搽，美國食品暨藥物管理局 (FDA) 甚至建議每 40-80 分鐘再補搽防曬乳。

曬傷後如何補救？

輕度曬傷：疼痛、紅腫肌膚，可以採取冷水冰敷或泡澡來減低疼痛及發炎，塗抹水性的保濕凝膠如蘆薈凝膠，補充水分，口服止痛藥可以減緩疼痛症狀，穿上保護衣物或塗抹防曬乳，避免再次曬傷。

嚴重曬傷：如廣面積的水泡形成及脫水須立即就醫。

(文 / 徐微婷)

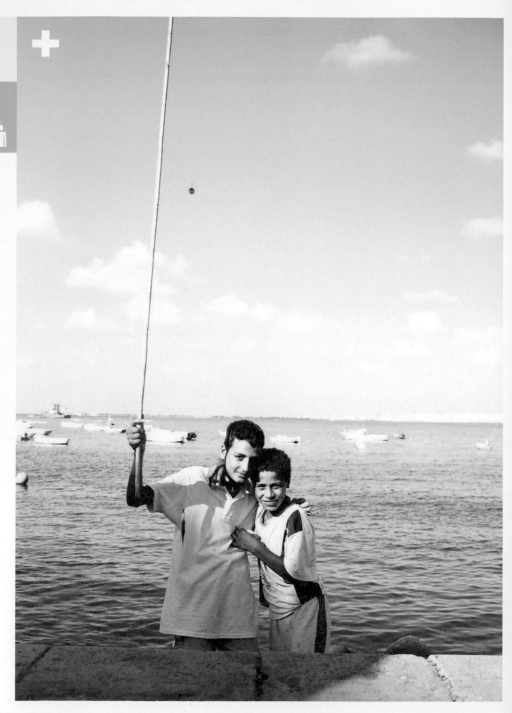

帶著刺蝟的花蝴蝶／海裡生物危害

夏天是戲水的好時機，尤其知名度假海灣、海水浴場，更是常常人山人海，但千萬別因此輕忽海底生物，可能帶來的危害。

包括水母、海膽或其他動物。其中看似美麗花蝴蝶卻帶著刺蝟的一水母，造成的傷害更是時有所聞；輕如皮膚刺癢紅腫，重則出現水泡、潰瘍、壞死，甚至休克致死！

炎炎夏日的到來，正是水上活動的好時機，喜歡到海水浴場戲水的小吳，在難得輕鬆、不用加班的晴朗週末假期，邀了三五好友一同到海水浴場享受清涼，紓解連日來的工作壓力。一到海水浴場，大夥火速換上泳裝，三步併兩步，戴上泳鏡，直往海水裡奔，隨著海浪起伏，一群人玩得不亦樂乎！

對海中世界頗好奇的一群人，不時潛下水去看看能不能尋到什麼寶，偶然看到若干水母接近，好奇的小吳還想伸手去把玩，被一旁的小陳急忙制止才作罷。

玩累了上岸休息，小吳感到手臂一陣刺癢難受，仔細一看，手臂上一片紅疹。小陳說：「一定是剛剛你去玩水母時被水母刺傷的。」

不知所以然的小吳，正想到洗手間用自來水沖個涼，讓手臂比較不那麼刺癢，這時又被小陳拉住：「不行啦，用自來水沖可能會更嚴重！我帶你到旁邊的醫療站去吧！」

「有那麼嚴重喔？」小吳很難置信，不過是水母刺傷，這樣就得到醫療站去？

「大部分的人不會因游泳而生病；但少數病會透過水而傳染。」小陳指著海域說：「在受染污的水裡游泳，病菌可經由被吞入的

水侵犯到身體裡，也可經眼、鼻、和小傷口感染，還是小心些好。」

海水浴場的醫護人員邊做初步處理邊講解：「皮膚遭受水母攻擊後所引起的反應，與水母的種類、毒液的毒性、濃度、接觸時間、接觸面積等有關，傷口處理不當，可能導致蜂窩性組織炎，不可不謹慎處理。如果不小心被水母刺傷，千萬記住，不要去揉捏被傷到的地方。」

看小吳緊張起來，小陳忙安慰他：「你算輕的啦，才紅腫而已。」

「是呀。」醫護人員說：「刺癢、紅腫、長疹子，都算輕的；嚴重一點的，可能出現水泡、出血、壞死或潰瘍，有時可能出現全身性的反應，如噁心、嘔吐、發燒、肌肉酸痛等。體質較敏感的人可能出現血管性水腫、咽喉水腫、甚至休克致死。」

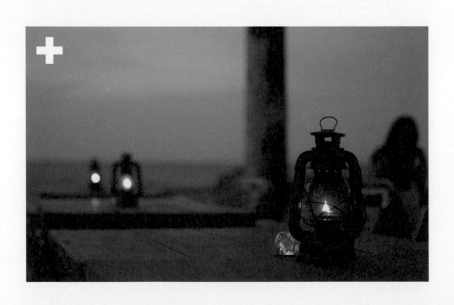

　　全球許多水域都可發現水母蹤跡，水母屬於腔腸動物門，特色為頭部如降落傘，周圍長出鬚狀的觸手，觸手上長有刺細胞，當遭遇敵人或捕獵食物時便可以刺進動物體內，將毒液注入，使其麻醉。歸屬於腔腸動物的水母約有九千多種，對人類有危害的約百種，我們平常食用的海蜇皮，即為水母的一種，稱之為海蜇；經由加工而成的海蜇皮，富含膠原蛋白。

　　在春末夏初之際是水母的繁殖季節，毒性也較強，常聚集於水流較溫暖的淺水域，因此遊客若利用夏天到海水遊玩必須特別注意。要避免被水母刺傷，最重要的是避開它，避免到水母群聚的水域游泳，並選擇有救生員及醫護設備的海邊游泳。

　　在風雨過後，盡量不要戲水，因海水中可能有游離的刺細胞；若要潛水，最好穿上長袖長褲的潛水衣，避免被水母咬傷。

水母刺傷後的應變措施

　　千萬不要揉捏患部，可用 3-10% 醋酸塗抹，可消炎止痛，之後挑去刺細胞。

　　挑去刺細胞的方法，可在患處塗抹刮鬍膏，再利用安全刀片、或類似信用卡的卡片（如名片、電話卡）刮去剩餘的刺細胞。患處可再塗抹其他止癢藥膏，來使其舒緩。

　　使用食鹽水或尿液也可以減緩刺癢的不適。

　　倘若發生呼吸困難甚至休克現象，必須立即施予心肺復甦術，盡快送醫急救。

（文 / 吳佳鴻）

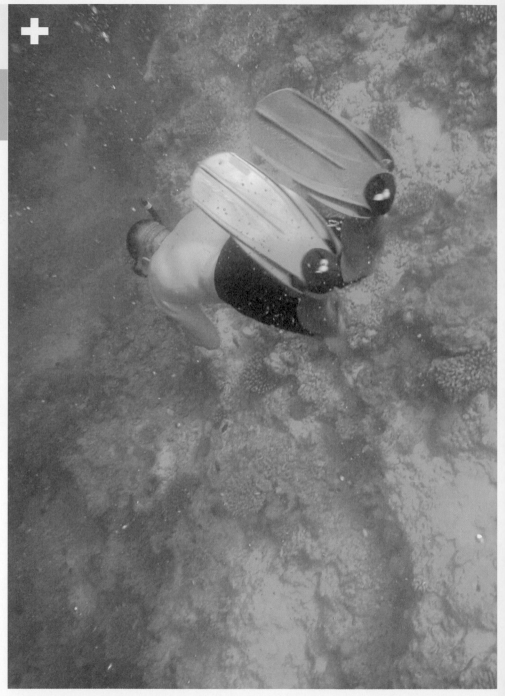

與水草共舞魚同游／潛水

潛水的種類很多，可以依潛水深度或是使用不同的裝備來做分類，例如是否使用載具、是否使用供氣設備、供氣設備所用的氣體種類等等。

一般人較常聽到的潛水種類大概有：浮潛、水肺潛水、自由潛水（閉氣潛水）、硬式潛水（潛水艦、潛水鐘、盔甲式潛水器）。其中觀光客最常接觸的休閒潛水為浮潛和水肺潛水。

浮潛，不需背著氣瓶，僅使用簡單的裝備如面鏡、蛙鞋和呼吸管等，在水深不超過 10 公尺的近海中，享受與水草共舞魚同游的樂趣。

水肺潛水，則是指配戴潛水鏡、蛙鞋、呼吸管及氧氣瓶，可較長時間停留在海中，欣賞美麗的海底景色；在全球大部分著名潛水地點，如果要租用潛水器具或參加潛水活動，都要出示合格執照，才能租用器具或參加潛水活動。

新婚的小文和阿鴻就要開始他們的蜜月旅行，喜歡戶外活動的他們，自恃游泳技術不差，選擇要去澳洲的大堡礁，一探有「海洋中的熱帶雨林」之稱、最美麗海底世界。熱愛潛水的好友小許和阿玉夫婦也打算一起前往，享受他們的二度蜜月。

6 天 5 夜的行程，有著滿滿的水上活動，當然不能錯過潛水這一項。第二天一早，就是他們期待已久的水肺潛水了。

「終於可以一償宿願，升格潛入深海了。」阿鴻超興奮。

「算你沒白花錢，買了昂貴的新水底攝影機。」小文追句叮嚀：「別光顧著拍海景，我才是你的最佳女主角。」

到了當地，由旅館代為接洽的潛水公司，接待人員要求小文和阿鴻填寫許多的表格，並且要他們出示相關潛水訓練的證明及執

照，這時阿鴻才問小許：「為什麼潛水需要執照？」

「因為水肺潛水，背負空氣筒，藉由筒內的空氣在水中呼吸，做長時間潛水。在下潛及上升時，所呼吸氣體的壓力變化，如果沒有適當的設備及訓練，會是一種相當危險的活動。況且潛水需要很多的裝備，所以當我們去一個潛水景點潛水時，就必須請當地導潛帶領，租借必要的裝備，這時候店家就會要求出示潛水執照，才會讓你租借裝備。」小許說。

小文和阿鴻，浮潛對他們來說，易如反掌，壓根兒沒想過，潛水、是須要受過訓練，還要有執照的。潛水公司詢問他們願不願參加水肺潛水的體驗課程？雖然在表格上，有一些風險的說明，裡面有提到潛水的禁忌症，但是上面都是一些英文的疾病名稱……

「潛水的禁忌症是指──」在醫院當護理長的阿玉翻譯給他們聽：「曾經接受過中耳手術，或眼角膜手術、有肺部受傷病史，尤其是自發性氣胸。嚴重的肺部阻塞性疾病，如慢性肺氣腫或嚴重哮喘病。肺泡有先天性憩室或肺部水泡病。有癲癇或抽筋病史、經常性的暈倒而原因不明、有心臟冠狀動脈疾病，例如心絞痛、或曾有心肌梗塞病史、心房中膈缺損。有紅血球病變，如鐮刀型紅血球貧血。胰島素依賴型糖尿病患，及長期酗酒或藥物成癮。」

小文和阿鴻，面面相覷，只能眼睜睜的看著雙雙擁有潛水執照的小許和阿玉，在潛水公司安排下，徜徉大堡礁豐富的海洋景觀。。

喜歡迪士尼動畫電影的人一定對「海底總動員」這部片子不陌生，小許也一直期待能像片中一樣，與大海龜一同在水中遨遊，想不到這次真的看到一隻綠蠵龜，忘了潛水守則中需與潛伴同行的規定，逕自追逐著綠蠵龜的游蹤，等到看不到眾人的蹤影時，才驚覺自己已經脫隊了。

四下搜尋了一分鐘，還是看不到人，檢查一下氣瓶的存量和下潛深度，便依循訓練的規定，慢慢上升到離水面 5 公尺處，做了必要的減壓停留後，回到水面上。一探出頭才發現，自己已經

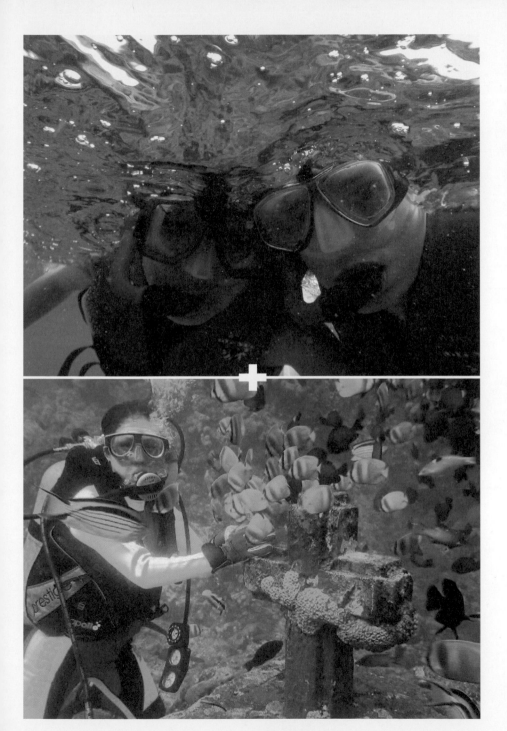

離小船有 100 公尺左右的距離，而眾人都已回到船上，四處張望慌張地尋找。

小許回到船上後，先被教練訓斥了一番，看到阿玉時，發現她早已是急得淚流滿面，小許只得用破破的英文，跟同行的夥伴們拚命地賠不是。

6 天 5 夜的行程很快就結束了，小許和阿玉度過了一個非常難忘的潛水假期，他們都是有經驗的潛水者，所以在第 5 天的行程，就沒有再安排水肺潛水的活動，因為搭乘飛機會讓身體處在一個低壓的環境中，導致減壓症發生的風險增加。

不過，在飛行途中，小許還是略感不適，主要是兩側的肩關節有腫脹的感覺，幸好沒有出現其他的不舒服，而且在飛機抵達地面後，關節的腫脹感似乎稍微緩和一些，還可以忍受得住。

「明天還是去趟醫院就診好了。」阿玉關心的說。

醫生做了一些檢查，並且詢問病情，在了解小許之前有連續 3 天潛水的活動後，懷疑說：「是潛水伕病，我先幫你轉介到有高壓氧設備，可以治療潛水伕病的醫學中心去。」

在經過幾次高壓氧的治療後，小許的肩關節已經沒有任何的不舒服了，高壓氧中心的醫師認為：「可能是因為在短時間內重複潛水，雖然沒有違反減壓規定，但是身體還是累積了可觀的氮氣，導致搭飛機到了高空的時候，因為大氣壓力降低，關節內原本溶解在組織中的氣體分子形成氣泡，才造成你腫脹不舒服的感覺。」

看小許講起潛水的神采飛揚，醫師告訴小許：「根據潛水人員緊急醫療網，在 2002 年 5 月修訂的休閒潛水後飛行指引，提到潛水後，如要搭乘飛機或其他飛行器，應該要遵守這些指示。」

小許接過醫生的衛教單，上面寫著：

※ 潛水人員若一日只做單一次潛水，應至少有 12 小時的水面間歇休息時間後，再搭乘飛機。

※ 潛水人員若一日做多次重複潛水，應至少有 24 小時的水面間歇休息時間後，再搭乘飛機。

※ 潛水人員若需做減壓停留，目前並沒有充分證據，但應至少有 18 小時的水面間歇休息時間後，再搭乘飛機。

休閒潛水常見的疾病

※ 壓力傷害：

指下潛過程中，身體無法平衡充滿空氣的腔室之壓力變化，而造成的組織傷害，可以發生在體內或是身體和潛水裝備之間的空隙。按照發生的部位可分為面罩擠壓、耳擠壓、鼻竇擠壓、牙齒擠壓和肺擠壓。症狀為發生擠壓部位的腫脹、疼痛及充血，甚至導致該部位的出血，在耳朵的擠壓傷也可能會造成耳膜破裂或是眩暈。壓力傷害之預防及處置方面，若有耳部或牙齒疾病，應經醫師檢查治療後，才能進行潛水。下潛時聽從教練指導，下潛速度不宜太快，每下潛一段距離（2 呎）應進行平壓動作，即吞嚥

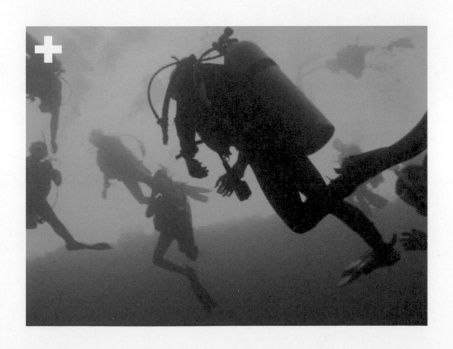

或閉氣用力。若有傷害發生應停止下潛，並儘速就醫，以免傷害惡化。

　　※ 氮迷醉：

　　由於氮氣本身有麻醉作用，下潛時所呼吸的高壓空氣中若氮氣分壓超過 2.5 大氣壓以上便會開始有迷醉的現象，通常發生在深潛超過水深 40 公尺的時候。氮迷醉的症狀

　　主要為潛水人員會有欣快感、多話、妄想、反應遲鈍、記憶力喪失，嚴重者會行動完全失去控制和失去知覺。每下潛 15 公尺，高壓氮氣對人體所造成之影響相當於喝一杯馬丁尼酒的迷醉的效果，下潛越深氮氣迷醉症狀的程度越趨嚴重。發生氮迷醉時，須儘速安全地減壓，待壓力降低，氮氣分壓下降後，症狀便可緩解。

　　※ 減壓症（潛水伕病）

　　減壓症又稱為潛水伕病，它是由於環境壓力快速減小而導致身體組織溶解之惰性氣體超飽和，形成氣泡阻塞血管或組織所造成之病變，通常在離開水面 3 小時內出現。減壓症按照嚴重程度分為第一型，症狀侷限於皮膚、肌肉、關節及週邊神經，及第二型，出現中樞神經、內耳、肺部及全身性症狀，症狀較為嚴重，且有立即的生命危險。減壓症的到院前處理包括保持躺臥姿勢、避免低體以及給予患者呼吸純氧。治療方面，懷疑有減壓症時，病患必須盡快運送到有高壓氧設備的醫療院所進行高壓氧的再加壓治療，使用氧氣面罩給予 100％的氧氣，即使症狀已經很輕微，皆須照會專家做處理。預防的方法就是必須嚴格依循潛水減壓表所規範的潛水時間、潛水深度，以及回到水面的上升速度，並攝取足夠的水分，以維持正常的血流灌注。

※空氣栓塞症

　　這是最嚴重的潛水疾病，也會有立即的生命危險。發生的原因通常是潛水人員於上升途中憋氣，未能保持正常呼吸，使得肺泡過度膨脹後破裂，此時空氣由肺血管進入左心室再到達腦部血管，造成腦血管空氣栓塞症發生。空氣栓塞症的臨床神經學症狀可單一或合併多種出現，包括頭痛、頭昏、暈眩、惡心、嘔吐、視覺異常、遲鈍、迷惑、抽搐、人格異常、半身偏癱、昏迷，死亡等。治療方面，病患必須盡快運送到有高壓氧設備的醫療院所，進行高壓氧的再加壓治療。

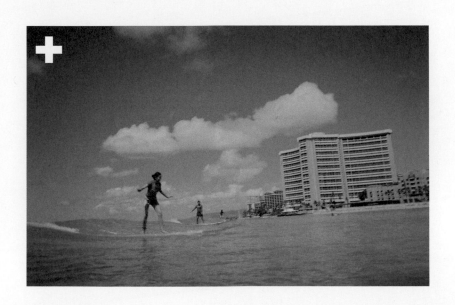

海底世界千變萬化，海中生物的千奇百怪，莫不令人心神嚮往，潛水技術與設備的進步，使人們可以一償所願，在海中漫步，與水族同游，但是在體驗美景之前，關於潛水的安全問題，你一定要知道：

潛水之前，無論是已經有潛水經驗或是初學的朋友，要注意與準備事項

※ 搭飛機前後不要潛水：因為水底和空中的壓力差距會造成「潛水伕病」；所以潛水之前，一定要跟潛水教練確定潛水日期、時間、與搭機時間。

※ 用完大餐之後千萬不可以潛水，因為餐後身體裡的血液流進胃部進行幫助消化，這時候潛水，可能會造成痙攣。

※ 潛水前千萬不能飲用任何酒精性飲料，潛水前一晚也一樣。水底下的壓力會使酒精作用變為地面上的好幾倍，造成神智不清，或失去判斷的現象。

※ 如果你是重度抽菸，開始潛水時，請同時開始戒菸。

※ 無時無刻遵守安全程序與教練的規定。

※ 無論如何不可單獨潛水。

※ 如果超過 6 個月沒有潛水，請與潛水教練溝通，並且要求潛水複習課程，包含程序、 安全與練習。

※ 出發之前務必收集潛水當地相關資訊，抵達度假村之前，就要知道當地潛水地點最詳 細的相關資訊。

潛水的安全守則

※ 從事潛水活動時，身心要保持最佳狀況。

※ 只從事所接受過的訓練和過去經驗相符的潛水活動。

※ 熟悉潛水點。如果不熟，要請當地有經驗的潛水員帶領。

※ 使用全套、保養良好、可靠而且非常熟悉的裝備；並且每次潛水前檢查裝備是否合適，功能是否正常。

※ 仔細聽取潛水前的簡報與指示，並尊重指導者的忠告。

※ 每次潛水都確實遵守同伴制度。與潛伴做好潛水計劃 - 包括通訊、同伴萬一分散尋回的步驟和緊急狀況處理的程序。

※ 要熟悉潛水計劃表 (RDP) 的使用方法。讓所有的潛水都是免減壓的潛水，並預留一點安全的餘地。限制潛水的最深深度在受訓的等級和經驗範圍內。上升的速率不超過每分鐘 60 英呎或 18 公尺。

※ 保持適當的浮力。在水面上調整配重，使浮力調整裝置 (BCD) 在沒有空氣的情況下為中性浮力。在水底要保持中性浮力。在水面游動和休息時要有正浮力。配重必須可以很輕易的卸除以便潛水遭遇困難時能建立正浮力。

※ 潛水要正確地呼吸。使用壓縮空氣時不可憋氣或做不規律的呼吸。

※ 可能的話，儘量使用船、浮具或其他的水面支援點。

※ 瞭解並遵守地方上的法令與潛水守則，包括漁獵法規和潛水旗使用的法令。

即便是浮潛，多半時間都浮在水面上，下潛的深度和時間都有限，不需使用氣瓶。可能會發生的意外傷害，和一般海邊的水上活動類似，例如水中生物侵擾、或是被海中礁岩劃傷。一般的遊客建議穿著救生衣來浮潛，避免因不諳水性而發生溺水的意外。

關於潛水執照

其實是一種訓練證明，因為水肺潛水是一種高風險（高技術需求）的活動，經過完整的訓練才能避免意外的發生，而且潛水需要很多的裝備，所以當我們去一個潛水景點潛水時，就必須請當地導潛帶領，租借必要的裝備，這時候店家就會要求出示潛水執照，才會讓你租借裝備。而且還會因為不同潛點海域的困難性或危險程度，要求不同等級的潛水執照。有些景點的管理單位，也會要求要有潛水執照才能下水。

目前國際上有很多的潛水訓練教育系統，例如：

NAUI (National Association of Underwater Instructors，國際潛水教練協會)。

PADI (Professional Association of Diving Instructors，專業潛水教練協會)。

CMAS (Confederation Mondiale des Activities Scubaquatiques，世界水中活動聯盟)。

SSI (Scuba Schools International，國際水肺潛水學校)。

ADS (Association of Diving School International，國際潛水學校聯盟)。

國內也有這些教育系統認可的訓練單位，民眾報名這些訓練課程、完成訓練課程並通過考試後就可以取得相關的執照。有興趣的人，也可以參與進階的訓練課程，取得更高等級的潛水執照。

　　目前世界上參與人數較多的是 PADI 和 SSI，大部份的潛點，都會要求至少有「開放水域潛水員，Open water diver」等級的執照，才能從事水肺潛水活動，及租借潛水裝備，但每個國家及景點的規定不同，最好能在出發前就問清楚，所需的條件為何？

　　有些景點也提供水肺潛水的體驗行程，由教練在岸上進行簡單解說後，在較淺的深度進行體驗潛水，危險性相對較低，是不想花太多時間接受訓練時的選項之一。但是第一次下水，通常會處在一個比較緊張的狀態，加上不熟悉水下的感覺，又要用一大堆裝備，或許沒有心情慢慢欣賞海底世界的美景了。

（文／徐國祐）

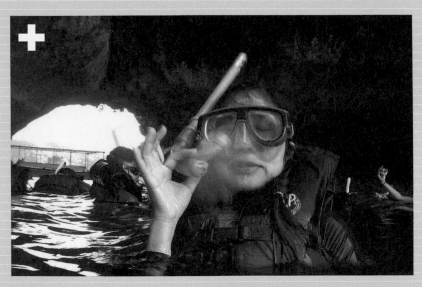

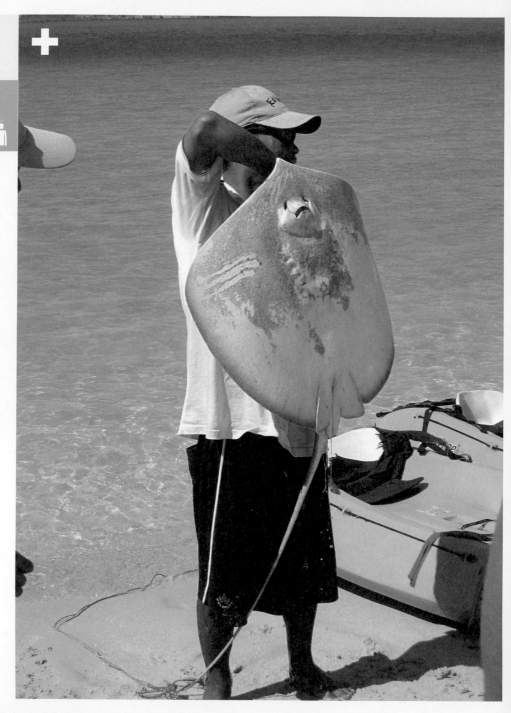

是男人，就沒有在退縮的啦／溺水

旅遊中不論任何水中或水上活動，都有可能面臨到溺水的危險。

在開闊的大海或是美麗的河流底下，都隱藏了重重的危機。不管是游泳、泛舟、遊船、溯溪、水上運動，或只是慵懶的躺在浮床上漂浮，都有溺水的風險。

讓人驚訝的是，發生在海中或是激流中的溺水反而佔少數，不如在游泳池、相對寧靜的湖泊或是溪流中來得多。大部分非刻意的溺水，是起因於搭乘或是駕駛船隻，其中溺水的個案超過 50% 是由於翻船或是自船上落水。

東南亞，一向是最受國人們喜愛的旅遊地區之一；不管是有著陽光、沙灘、湛藍海水的小島；還是有著明媚風光，帶點異國風情的中南半島，都是相當高人氣的選擇。

下龍灣，是一個有著許多石灰岩小島的越南東北部海灣，於1994 年被聯合國教科文組織列為世界遺產之一。奇石、鐘乳洞、海灘、矗立在海灣中的無數小島，不但讓人將它與桂林山水相提並論，也讓它成為近年來超熱門的旅遊景點。

立傑與維翰是死黨同學，他們自國中參加同一個社團開始，一路到高中、大學，都一直是好麻吉，明年夏天也將要從同一所大學的理工科系畢業。正因為明年夏天，大家就要各奔東西，今年同學們決定要辦畢業旅行。

大家討論過後，決定要選擇最熱門的下龍灣作為目的地。不但可以遊船、還可以在海灣邊，享受海灘上所有的各式活動，實在很吸引人。跟旅行社確定行程後，大家每天都在倒數出發的日子。

8 月的豔陽天，一群年輕人嘻嘻哈哈的到達了下龍灣。

第二天的中午，大家慵懶的在遊河的船上享受了午餐，炎熱的天氣，讓大家開了一罐又一罐的啤酒。維翰一向有不錯的酒量，這天在興頭上，加上同學們起鬨，啤酒一罐接一罐。到了大餐結束的時候，他雖然沒有醉得走不動，倒也有三分酒意。

　　看著船的不遠處有一個小島，他一時興起：「看我這水裡蛟龍，游到小島上給大家看看。」

　　有些同學起鬨贊成他游過去，另一些同學，包括立傑，都勸他因為喝了酒，還是不要下水比較好。一片眾聲喧嘩中，維翰大聲的說：「你們在這裡等我就對了，是男人就沒有在退縮的啦。」

　　維翰邊說著就脫了上衣，也沒熱身，只穿著短褲，就從船邊跳下水，往小島的方向游去。贊成他行徑的同學們，大聲的幫他加油，另一些同學，則是默默的在心中祈禱：「希望不要出事才好哇！」

　　大太陽下，泡在水裡著實特別消暑，維翰心中暗自高興：「下來游泳果然是對的，今天的海水看起來這麼平靜，不來游泳才是傻瓜」。

　　往小島的方向游了約一兩分鐘，維翰就覺得腿有點痠，不過自己都說了是男人，就不能退縮，也不好意思停下來或是回頭。誰知道，就在猶豫的時候，腿就突然抽筋了！沒辦法繼續游下去，身體往下一沉，他發現自己溺水了！

　　維翰慌張的揮舞著無法控制的手腳，大聲的呼救：「我溺水了，快救我！」。

　　他發現，自己的喉嚨好緊，不能呼吸；努力想吸氣，卻吸進了幾口海水，一下子被嗆得說不出話來，只能試著踩水讓自己浮在水上。

　　在不遠處的船上，眼尖的兩三個同學發現了維翰的呼救，連忙告訴大家跟導遊：「快點快點，維翰溺水了，需要幫忙。」

　　立傑看著自己的好朋友溺水，情急之下，沒有多考慮，也脫了上衣就跳下水去想救人。然而，立傑雖然會游泳，但是並沒有

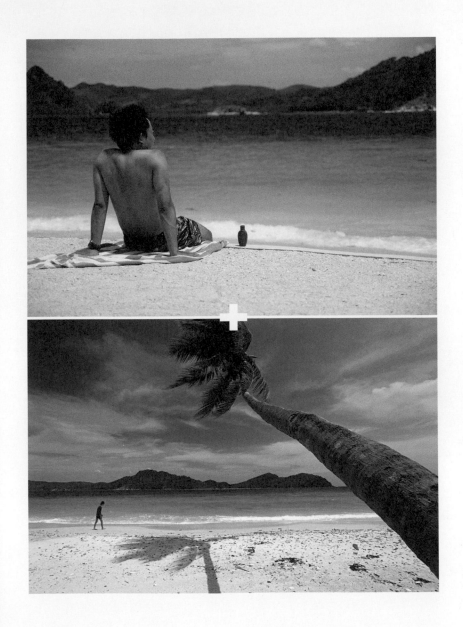

常游。他游到維翰身邊想要拉住他，卻被慌張的維翰拉著一起往水裡沈。這下子溺水的人一下子從一個變成兩個。遠處的同學們看到這一幕，心中除了著急，卻也不敢再輕舉妄動。

　　幸好，他們住的度假村就在不遠的地方，導遊連忙通知度假村與警察機關，找了救生員來援救。兩個救生員 Anzo、Phillip，跟當地的警察坐著小艇到了維翰跟立傑的身邊。看到維翰跟立傑還能勉勉強強偶爾把頭露出水面，Phillip 跟 Anzo 說：「看來也許還不用急著在水裡做人工呼吸，希望 CPR 也用不到」。

　　兩個救生員一邊試圖指導溺水的兩人，把身體放鬆，用手抱住腳作水母漂；一邊穿著救生衣，把繩子綁在自己的身上跟船上，略微熱身後，很快的他們帶著泳圈，游到維翰與立傑身邊，避免自己被他們拉住的同時，用正確的方法，把泳圈套到他們身上，然後救生員帶著兩人游回船邊，並幫忙拉上了船。

　　在船上，溺水的兩人打著哆嗦。

　　維翰大聲的咳嗽，Anzo 馬上給維翰高流量的氧氣面罩。立傑則是驚魂未定，只覺得全身發冷。Phillip 協助兩人把溼掉的衣服換掉，幫他們擦乾身體、披上乾的厚毛毯，讓他們保持體溫。隨船的其他人員，則從保溫瓶裡倒出甜甜的熱可可，給立傑讓他保持體力。兩人很快的被送到當地的醫院急診室診療。

　　維翰有嗆入海水，由於擔心後續肺部會有感染或是水腫的情形，醫師說：「維翰先生，必須要住院觀察。」

　　立傑則是由於沒有其他的症狀，也沒有因呼吸困難需要使用氧氣，在觀察幾小時後，醫師就讓他離開急診了。

　　幸好兩人身上沒有其他如骨折，危險動物咬傷等的其他傷害，不過維翰還是在當地的醫院住了好幾天後才出院。

　　立傑與維翰回到台灣後，談到了這次的驚險遭遇。維翰說：「早知道應該聽你的，喝了酒不應該下水的，我也沒熱身，唉，這真

是一次恐怖的玩命教訓。」

　　立傑也說：「我沒有多考慮就跳下去救你，結果也溺水，反而讓你跟大家的狀況更複雜。」

　　兩個難兄難弟共同的感想是：「一時的貪玩、逞強，反而得不償失，還可能造成無法彌補的後果。水上活動再好玩，要避免溺水，事前的防範，比事後補救更重要！」

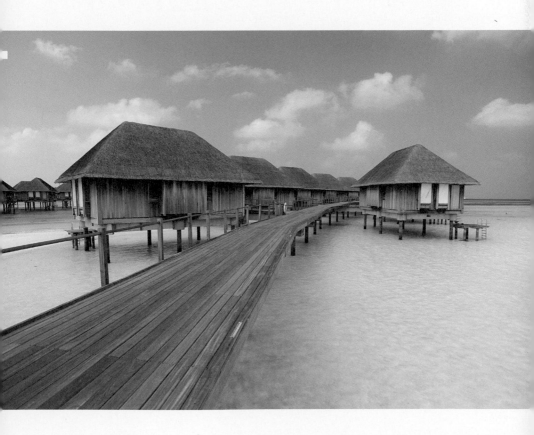

　　海溺水者的第一反應大多都是驚慌失措並奮力掙扎，造成體力的過度消耗。同時，身體會產生「喉頭痙攣」，將呼吸道關閉，以避免吸入過多的水，卻反而造成缺氧與體內的二氧化碳累積，造成所謂「乾溺」的現象，甚至失去意識。若是「溼溺」，就是意識已喪失時，開始將水吸入呼吸道，或是一開始就將水吸入肺部。吸入的水與污物除了會進一步加重缺氧，還會造成後續肺部的感染與水腫等傷害，嚴重則會進展至多重器官衰竭死亡。

溺水的傷害主要來自

※ 缺氧。

※ 低體溫。

※ 後續的肺部與其他器官的疾病。

※ 外傷。

造成溺水的原因

※ 對環境的不熟悉或輕忽。

※ 對該項水上活動的不熟悉或輕忽。

※ 喝酒，或使用會影響判斷的藥物。

※ 本身疾病，如心律不整、冠狀動脈疾病、癲癇等。

※ 兒童、青少年與老年人較容易發生溺水。多半是因為一些危險的舉動、照護者的疏忽，飲酒或藥物等。

溺水了該怎麼辦

※ 維持足夠的呼吸。

※ 減少熱量的散失。

※ 不要嘗試游很遠的距離去求救。

※ 有體力時，可嘗試踩水，讓自己保持浮在水上換氣，蛙式踩水，
   是最有效的方法。

※ 若自覺體力不足，嘗試放鬆身體，抱著自己的腳，以水母漂的
   姿勢浮在水上，也可以此姿勢將抽筋的腳，以蜷曲方向的反方
   向伸展。若懂得仰漂，則讓身體放鬆呈大字形的仰面向上漂浮
   也是很好的方法。

※ 最重要的，還是要盡量保持冷靜。

看到別人溺水時

※ 未受過救生訓練的人，千萬不要貿然下水救人，以免造成自己
   也溺水的悲劇。

※ 打 119，或是大聲呼救。

※ 嘗試讓溺水者保持冷靜，以平穩堅定的聲音跟溺水者說話。

※ 若有受過心肺復甦術 (CPR) 的訓練，在溺水者被施救上岸後，
   可給無意識、無呼吸、無反應的溺水者「壓胸 CPR」並給予口
   對口或口對鼻人工呼吸。這有助於改善缺氧狀態，並將吸入的
   水與污物以壓胸的方式排出。

※ 給仍有呼吸的溺水者高流量的氧氣面罩。

※ 若施救過程中，溺水者發生嘔吐，應將頭部側向一旁，避免病患吸入嘔吐物，並可用衣物或手指清除嘔吐物。

※ 注意保暖，脫除溼的衣物、將病患擦乾，並給予毛毯或乾的衣物保暖。

※ 若可能，盡量了解溺水者當時所處的環境、從事的活動、溺水時間與病患本身原有的疾病，以利接手的醫護人員照料病人。

避免溺水

※ 熟悉旅遊目的地的環境，再進行活動。

※ 練習游泳，或自救的技術（如水母漂）。

※ 準備救生裝備，並確定可以使用。

※ 穿著適當的救生衣或浮具，例如在船上時穿著救生衣。

※ 評估自身狀況、或是本身疾病、是否可能增加溺水的風險，「避免飲酒」與使用不適當的藥物。

※ 選擇有救生員的地方進行水上活動。

※ 注意與遵守禁止戲水或警告的標示。

※ 同行的旅人若是溺水的高風險群，必須有人監督陪同，不可讓他們單獨戲水。

（文 / 陳宥伶）

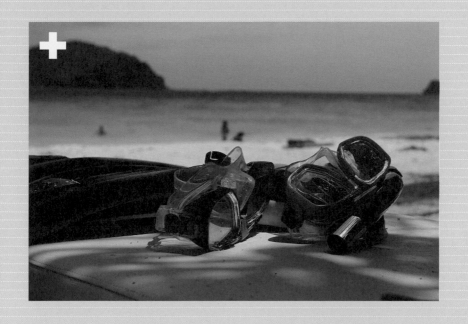

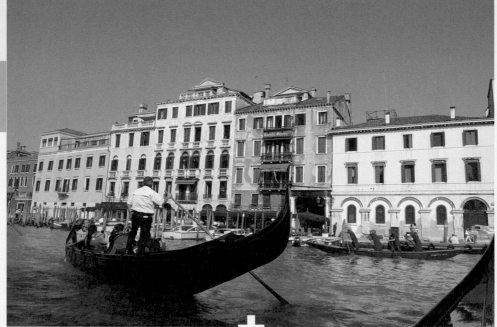

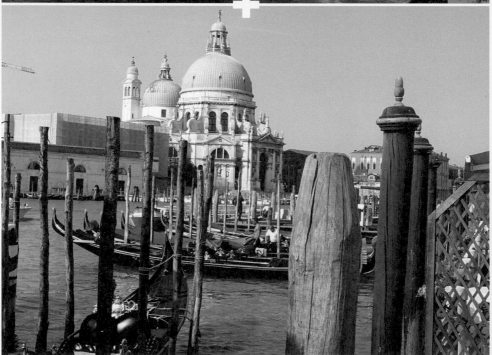

還是 MIT 的好／感冒

呼吸道感染，是旅行常碰見的症狀，大多數旅行者的感染都很輕微。大部分的呼吸道疾病是感冒，但要小心其他原因，例如流行性感冒、白喉或結核病等。

一般感冒是指上呼吸道感染，大多由病毒感染所引起，通常會在一到兩週內自癒，但就是可能讓人很不舒服，玩興大減。

對於呼吸道症狀的處理，要強調的是「預防重於治療！」例如流感疫苗，可以用來預防流行性感冒。若是旅行要前往流感高度盛行的地區，建議可以在出發前，至少兩週以上施打疫苗。

小林和太太糖糖，為慶祝結婚 20 年的瓷婚，特地安排了 4 月的義大利之行，他們報名義大利 11 日深度之旅，打算在春暖花開的時節，享受屬於他們的二度蜜月。

糖糖非常期待這次的假期，平時兩人工作都忙碌，希望能重溫初戀時的甜蜜，好好享受兩人世界。喜歡攝影的小林，更是想要好好把握這個機會，捕捉美麗的風景；同時還很難得的撥出 6 位數的「瞎拼」專款專用預算，犒勞糖糖 20 年來，稱職的賢妻良母功勞。

下了飛機，美麗的水都威尼斯充滿了令人陶醉的浪漫情懷，小林和糖糖坐在船裡，悠悠航行於大運河上。當地的天氣和台灣比起來還有點涼爽，運河兩旁，一間間平房櫛比鱗次，一幢幢古老城樓，兩人沉浸在童話故事般的場景裡，無比愜意，經過嘆息橋，兩個人也留下象徵可以天長地久的一吻。

水面的涼風習習吹來，只穿了薄外套小林稍微感到寒意。

「想當初，我決心追妳，不過才是個剛退伍的社會新鮮人，連請妳去碧潭划次船，都還得吃一個禮拜的陽春麵，還不能加顆蛋或黑白切。」小林深情的望著糖糖：「如今，我也可以帶妳到威尼斯來二度蜜月，嫁給我 20 年來，能給妳滿滿的愛之外，苦也沒少吃，後悔嗎？」

　　沉醉在良辰美景加柔言蜜語中的糖糖，嬌羞的搖搖頭，緊握著小林的手。澎湃的往事，一件件重回心頭，倆人時而交頭接耳，時而相視哈哈大笑，熱呼呼的濃情蜜意，讓兩個人都忘了在春寒中添衣。

　　第二天，小林先是在起床時，覺得喉嚨有點癢癢、痛痛的，鼻子也塞塞的。到了下午，便開始流鼻水、咳嗽了起來，整個人變得虛弱無力，頭似乎愈來愈重、愈來愈暈，雖然眼前美景處處，但是要拿起單眼相機來，卻也有些吃力了……。

　　「你感冒嘍？」糖糖扶著小林：「還好出國前，兒子堅持要我們去趟旅遊醫學門診，醫生當場有幫我們開了感冒藥，要不然這下就不知道怎麼辦了。」

　　「人老了，連出趟遠門都麻煩。」小林擤著鼻水抱怨。

　　糖糖摸下小林的額頭：「還好沒發燒！旅遊醫學門診的那個年輕醫生很親切啊，他還教我，怎麼把你的高血壓、心臟病的藥，分袋包裝，清楚標示學名、用法、用量，避免發生誤食藥物的危險，或者呀，在緊急情況下，方便當地醫師，了解病人平常服藥情形，及可能引起的副作用等等。」

　　「台灣的醫療，還是叫人比較放心的。」小林舒口氣的點點頭：「連看病，還是 MIT 的好！」

　　回到飯店，服過醫生開的藥，糖糖要小林早點休息：「明天開始，在接下來的旅程中，我會幫你注意體溫的變化，你也應該要戴好口罩，做好隔離防護措施，勤洗手，避免感染擴散。」

　　「娶到妳，真好！」小林笑咪咪的說。

　　糖糖的臉，紅紅的、好幸福。

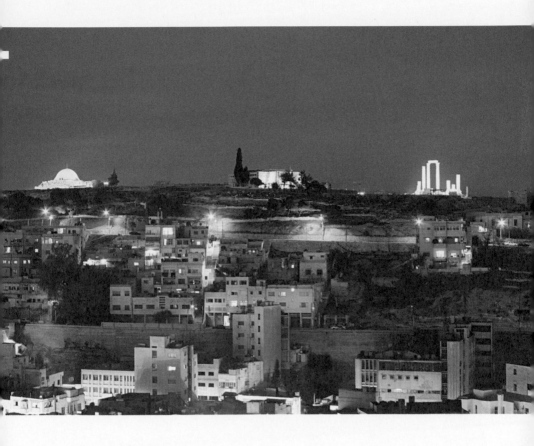

　　旅遊時如果出現呼吸道不適的症狀，會讓旅客玩的無法盡興。呼吸道感染可以分為上呼吸道或下呼吸道的不適感染。上呼吸道涵蓋了鼻腔、咽、喉與鼻竇；下呼吸道則包括氣管、支氣管及肺臟。

　　常見的上呼吸道感染首先是感冒。感冒的症狀以打噴嚏、流鼻水、流眼淚、喉嚨痛、咳嗽、鼻塞等這些上呼吸道感染的症狀為主，通常不會出現全身性的症狀，會在一到兩個禮拜之內自行痊癒。

　　至於流行性感冒，也就是所謂的「流感」，比較容易產生嚴重的併發症，傳染力比較強，比較容易出現高燒、肌肉痠痛、全身倦怠、食慾不佳等等的全身性症狀。

　　上呼吸道感染時還包括了咽炎及喉炎，咽炎的症狀常見聲音沙啞或失聲，喉炎的症狀則是喉嚨痛、癢及刺激感。有時候，咽炎、一般感冒或喉炎會合併出現。

　　下呼吸道的感染包括氣管炎、支氣管炎、及肺炎。特別容易得到肺炎的族群包括：慢性支氣管炎、心衰竭、糖尿病、惡性腫瘤、肺纖維化、中風、抽菸、喝酒、使用過量鎮靜劑的人，這些人外出旅遊時要更加小心。

　　一般建議 65 歲以上的老年人、免疫力較差的病患（如糖尿病、癌症病患等）、小孩及醫療工作者，需要每年施打一次流感疫苗，免疫力約可持續一年。除了流感疫苗之外，白喉也有疫苗可以預防，到白喉盛行的地區如東歐、印度以及中東旅遊時，可以事先向家庭醫師或是旅遊醫學門診醫師進行接種的諮詢。

要特別注意的是,如果出現高於攝氏 39 度的持續發燒、高燒合併全身痠痛、發燒合併畏寒、咳嗽伴隨著濃痰、喘、胸口痛、症狀持續 10 天以上、或症狀越來越嚴重、大於 3 週的咳嗽。或者是小朋友的感冒,若有高於攝氏 39.5 度的發燒超過 3 天、意識改變或嗜睡、持續哭鬧、呼吸困難、抱怨嚴重的頭痛等等症狀出現時,也要記得尋求醫師的協助。

　　大部分旅行途中的呼吸道感染,症狀都很輕微,如果是病毒感染,多休息與針對症狀進行治療大多可以痊癒;細菌感染則可能需要抗生素的治療。其中特別注意的是,有沒有疑似併發症的出現,若有就要儘速就醫。

(文 / 張家芸)

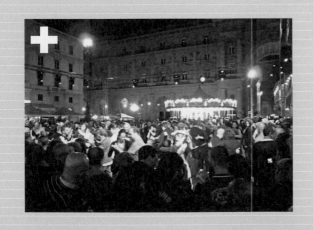

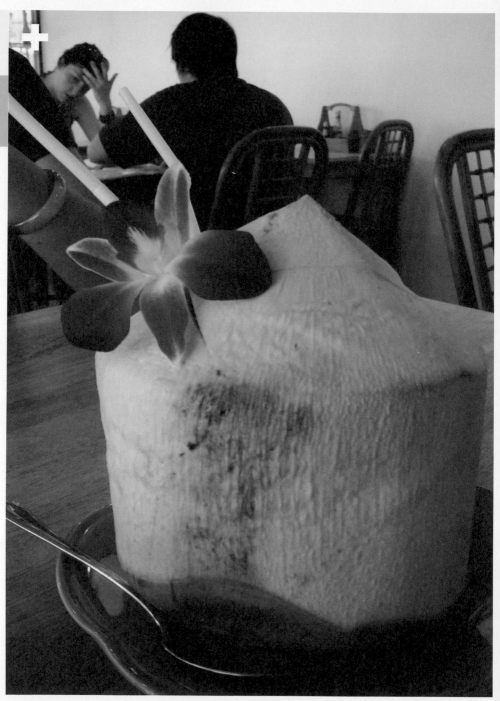

145 美金／腹瀉

腹瀉，是到國外旅行最常遇到的健康問題，尤其到未開發的國家特別容易發生。

除了免疫力較差或糖尿病患者，較容易得到腹瀉外，也常見於年輕人，可能是年輕人對於未曾接觸的病原體，有較高的易感受性，而且和年輕人偏好探險也有關係。

陽光、沙灘、美景，這些字眼形容峇里島再適合不過了，峇里島是國人最常造訪的熱門旅遊景點之一。

阿瑋趁著過年帶著爸媽一同前往期待已久的峇里島度假。當飛機抵達目的地的那一剎那，炎熱的陽光灑下，掃除了北台灣的濕冷與陰霾。

抵達的第二天是行程的最高潮，導遊帶著興奮的團員們來到烏布急流泛舟。大家穿好救生衣後陸陸續續上了橡皮艇。阿瑋一行人路上打打鬧鬧，也和阿兜仔的一艘橡皮艇，玩起潑水大戰，中間還數度翻船，玩得不亦樂乎。經過了兩個小時的激戰後，終於抵達目的地。

「出來玩玩真好，人都變年輕了。」阿瑋爸笑開懷。

導遊親切的在終點和大家揮手，扶著團員們一一上岸。團員們因為一整個早上的激烈活動，早已飢腸轆轆，看到擺在眼前的BBQ，大夥兒顧不得形象好壞，大口吃肉、大口喝酒，慶祝早上的潑水大戰，獲得最後勝利。

大家真的餓壞了，已經不在乎食物是否真有烤透、烤熟了，只怕手腳動作太慢，一盤盤烤肉美食，就在眼前消失，進了別人家的五臟廟。看大家搶食剛烤好的明蝦、牛肉串時，一點都不客氣，阿瑋只覺得自己真的餓慘了，搶東西吃，怎麼可以輸人咧？

「不急不急，一定要熟了再吃。」阿瑋媽貼心的把盤裡的食物先撥給阿瑋止飢。

酒足飯飽之後，導遊帶著大家前往下午的重點行程：精油 SPA 按摩。

阿瑋趴在按摩床上，享受著按摩師專業而親切的服務，舒服到不想起來。兩個小時的按摩，咻一下就過了。正當阿瑋走出按摩室時，隔壁廁所傳來一陣狂嘔聲。

「咦？是誰在吐啊？聽起來滿慘的？」

阿瑋走到大廳後，聽到導遊在聯絡計程車，打聽之下，才知道其中老張、小趙和邱叔三位團員，在按摩到一半時，開始出現上吐下瀉，打冷顫且發燒的情形。身為醫師的阿瑋，秉持著「以救人為己任」的精神，立刻護送著滿臉發白的三人，到就近醫院的急診室接受治療。

急診室的醫護人員，幫團員陸續抽了血、打上點滴、開始禁食……

折騰了好幾個小時，情況較為穩定，晚上十點，返抵當晚住宿的旅館。在大家的關心下，邱叔苦著張臉說：「出院結帳時，就搞那一下子工夫，花了我 145 美金吶！」

「以後啊，再餓，也不敢吃半生不熟的烤肉了。」老張說得心有餘悸。

阿瑋一抬頭，正好迎上阿瑋媽的慧點的眼神，似乎在說：「看吧，你媽我，還是很有先見之明的吧！」

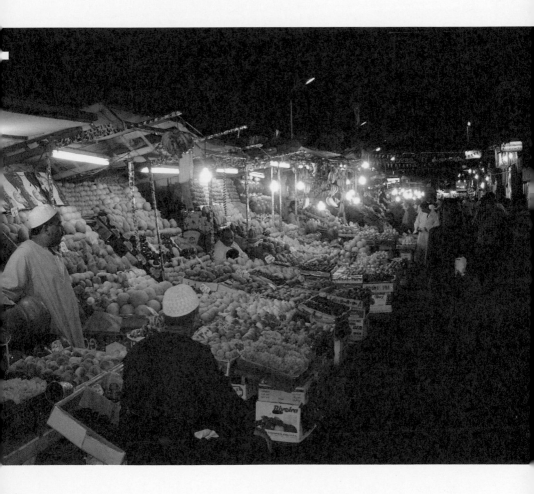

趴趴走報告

　　腹瀉大多是經由食物傳染，偶爾經由不乾淨的水傳染。在開發中熱帶國家有許多衛生不佳的情況，比如用人類的糞便來施肥、未適當清洗食物、食物保存不良等，都會增加腹瀉的機會。

　　腹瀉大部分因細菌感染引起，佔 80% 左右，約有 10% 病人症狀可能持續一週，少部份的病患會拖更久。臨床症狀最常見的有：

※ 每天排 3 至 10 次不成形的糞便。

※ 持續 2-5 天。

※ 伴有腹痛、發燒、嘔吐、脫水等現象。

※ 較嚴重的可見血便、或黏液便。

預防方法

※ 最安全的食物就是熟食，食物溫度大於攝氏 65℃，大部分的細菌都死了。另一項評估食物安全性的方法則是看食物夠不夠「乾」，若食物較濕，細菌便容易孳生，所以沒有塗抹調味料（果醬、奶油）的麵包可以放較久。

※ 在衛生環境不差的地區旅遊，若無法買到瓶裝水，記得自己在旅館燒開水飲用，切勿飲用自來水。

※ 是否事先投藥，以預防旅行途中腹瀉，須要與醫師共同討論。事先投藥的好處可預防 90% 的腹瀉。預防性藥物是指抗生素，只需約治療劑量的一半。可與醫師討論選擇何種藥物。需注意藥物可能有一些副作用，且預防性抗生素也可能導致腹瀉。

腹瀉怎麼辦

※ 水分與電解質的補充，這是最重要的治療方法。口服電解水可在許多藥局買到，一次喝太多易噁心。若有脫水的症狀需求醫。優先補足水分與電解質再慢慢增加食物的攝取。飲食也需改變，避免喝咖啡、酒或乳製品。當糞便成形後，飲食可慢慢回到正常。

※ 症狀治療藥物，大多數的腹瀉只需要補充水分及電解質即可，其他症狀治療可助旅行者早點恢復。常使用的有 BSS（bismuth subsalicylate）、Loperamide（Imodium），但需注意當發燒、解血便、或腹瀉兩天未改善時，仍應儘速就醫。

較嚴重的腹瀉、發高燒、或解血便時需使用抗生素。孕婦與小於三歲的小孩不適合使用抗生素，考慮攜帶電解水備用。

必須就醫時機

※ 嚴重脫水（口乾、無淚液、尿量嚴重減少）。

※ 持續不斷上吐下瀉，超過 3 天。

※ 血便。

※ 持續高燒（ > 39℃）兩天。

※ 意識不清（嗜睡、昏沉、無反應）。

（文／朱家緯）

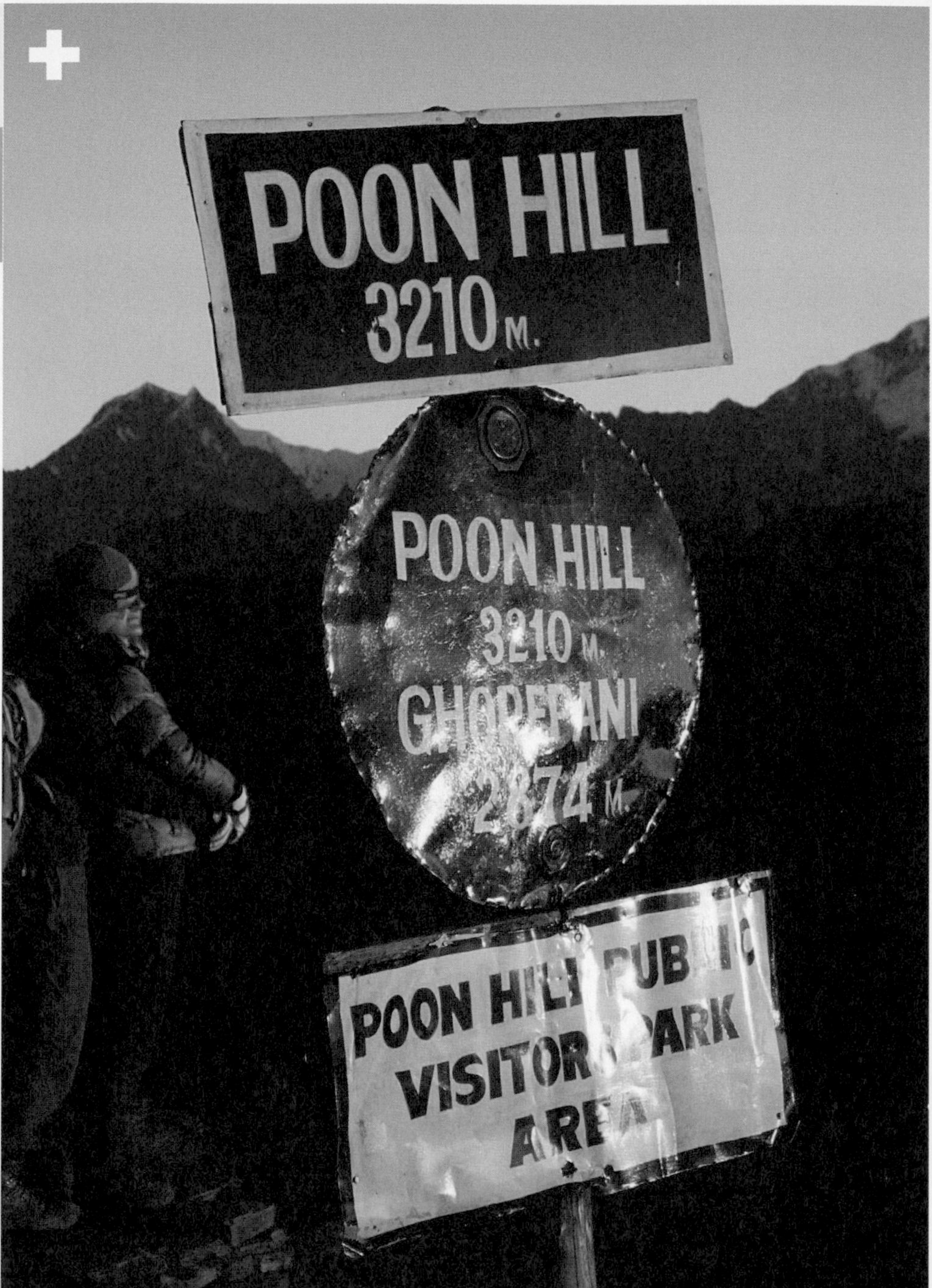
POON HILL
3210 M.
POON HILL
3210 M.

費洛蒙遊戲／危險性行為

性病，以狹義的定義來說，是指必須經由性行為才得以傳染的疾病，如梅毒、淋病、及愛滋病等，而性行為是最主要的傳染途徑。

愛滋病，是一種由人體免疫缺乏病毒 (HIV) 所引起的傳染性疾病。病毒會破壞人類的免疫系統，讓很多在正常免疫力下，不該感染的疾病也會因之而發生，即所謂的伺機性感染，最後因為無法對抗許多疾病而喪命，所以被稱之為「後天免疫缺乏症候群 AIDS，愛滋病」。

性行為時，全程使用保險套，是能有效避免愛滋病和其他性傳染病的方法，即便口交時，也應使用保險套，可確保黏膜傷口，不會接觸到體液而感染，提供進一步的自我保護。

陽光普照的泰國普吉島，處處洋溢著迷人的熱帶風情。潔白的沙灘、湛藍的海水以及驚險刺激的水上活動，使這海角樂園，宛如熱帶仙境一般。而那熱鬧刺激、令人驚豔稱奇的夜生活，更是吸引無數旅人，紙醉金迷、流連忘返……

俊豪利用公司的年假，和幾個死黨哥兒們相約一起去普吉島度假，希望能藉此放鬆一下心情，也慰勞自己一年的辛勞。在出發之前，俊豪便聽說泰國的夜生活十分出名，人妖秀、Disco Pub 等，多有精采養眼的表演，讓從未去過夜店的俊豪充滿期待，想一探究竟。

一下了飛機，燦爛的陽光，暖暖的灑在潔淨的沙灘上，在鹹鹹的海風吹拂下，俊豪卸下了平日工作的緊張情緒，心情開朗輕鬆不少。香蕉船、拖曳傘、海底漫步等水上活動，讓俊豪一行人大呼過癮，一路上有說有笑，讓他馬上愛上這熱帶島嶼。

到了華燈初上，一行人欣賞了泰國著名的人妖秀，看著光鮮亮麗的人妖在台上載歌載舞，個個打扮得比女人更有味道，俊豪不停嘖嘖稱奇。在同行死黨提議下，一行人轉往 Disco Pub 喝酒跳舞，順便驗證一下個人的魅力指數－豔遇。

才剛坐下點了調酒，便有當地數位身材姣好的妙齡女子，湊向前來攀談，在一連串比手畫腳、雞同鴨講的笑話及遊戲嬉鬧下，一群人由原本的陌生轉而熱絡起來，而俊豪也和其中一名妙齡女子相聊甚歡，一起跳舞時，頻頻有親密的肢體挑逗接觸，在酒精以及音樂的催化下，彼此便相約至下榻旅館，共度良宵。

延續著 pub 裏的高漲情緒，俊豪情不自禁和那名妙齡女子發生親密關係，緊要關頭，才猛然想起沒有準備保險套，但一時的慾火撩原，終究還是淹沒了理智，俊豪在沒使用保險套的情況下，和陌生女子縱慾狂歡。

隔天一早起來，陌生女子已離開，俊豪想起昨晚不安全的性行為，開始擔心可能會感染性病，但接下來的行程中，俊豪沒有明顯不適的情況，讓他也覺得自己不會這麼倒楣，哪會一次就「中鏢」了。

回國之後，除了小感冒外，俊豪身體都沒有不舒服的狀況，忙碌的工作壓力，使他早已將可能染病的擔憂，拋得一乾二淨。

半年過後，俊豪開始持續一個月發燒不退，有嚴重疲倦感，體重也減輕不少，剛開始以為是一般感冒，但吃藥後也不見效果。上網搜尋資料，才發現愛滋病發病時，也會有這些症狀，俊豪猛然想起半年前在普吉島的那段豔遇，使他大為緊張，趕緊到醫院抽血檢查。

雖然檢驗結果是陰性，讓俊豪鬆了一大口氣。但醫生卻嚴肅交代：「有持續追蹤的必要性！因為在感染後的早期，可能抗體尚未產生，而檢驗結果是陰性反應，就是空窗期。」

俊豪從頭冷到腳底板，醫生繼續解釋：「一般而言，空窗期約是愛滋病毒感染後 6-12 週內，這期間患者體內的病毒量最高，

傳染力強，若一次的驗血結果為陰性反應，並不能代表絕對沒有感染，可能是抗體尚未產生，3 個月後，一定要再來複查一次。」

異國邂逅的浪漫豔遇？俊豪發誓：「打死再也不敢了，老天爺千萬保佑，3 個月後再來複查一次，我是 OK 沒事的呀！」

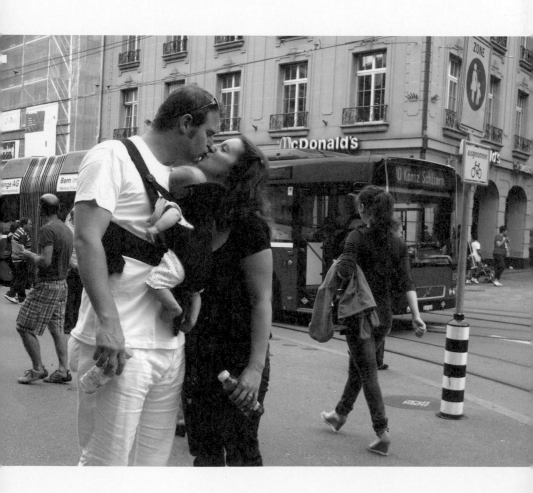

　　性病，以狹義的定義來說，是指必須經由性行為才得以傳染的疾病，如梅毒、淋病、及愛滋病等，而性行為是最主要的傳染途徑。

　　以愛滋病來說，雖然愛滋病令人聞之色變，但其實愛滋病毒是相當脆弱的，必須在活體的細胞中才得以生存，若是離開人體，很快就失去複製的能力，其傳染力便大大減低，所以它不會經由空氣或飲食傳染，也不會經由一般的日常生活接觸而感染，與感染者一起進食、游泳、握手、擁抱及蚊蟲叮咬等，是不會感染愛滋病毒的。

愛滋病

傳染的途徑為：

※ 性行為：以性行為感染愛滋病毒的情形最為常見，其感染原因是因為接觸到精液、陰道液及性行為中造成傷口而感染。

※ 血液交換：造成感染的情形則包括輸血、共用針頭、共用穿刺物品如刮鬍刀、穿耳洞 等，這是因為傷口接觸帶有愛滋病毒的血液而感染。

※ 母子垂直感染：婦女懷孕的時候，愛滋病毒可能會透過胎盤，及在生產過程或哺餵母 奶時傳染給嬰兒。

　　感染了愛滋病毒，剛開始並沒有什麼特殊症狀，只有一部份的人會有發燒、疲倦等類似感冒的症狀，這些症狀之後會自然消失，然後進入無症狀的感染狀態，稱為「帶原者」。

這樣的情形可能會維持好幾年，一直到病毒損壞身體的免疫力，出現體重急遽減輕、腹瀉、疲倦、持續發燒等症狀，這時才稱為「愛滋病」發病。由於身體免疫力缺乏，容易導致「伺機性感染」產生，可能出現卡波西氏肉瘤、肺囊蟲肺炎、疱疹及白色念珠菌症等疾病。

最好的預防方式便是「安全性行為」，指的就是性行為中「沒有體液的交換」，這些體液包括精液、陰道液、血液、唾液、及黏膜。性行為中避免接觸這些體液，就可以預防愛滋病及其他性傳染病。

淋病

淋病，是由淋病雙球菌引起，由帶有淋病雙球菌的病人，藉著性交傳染他人，而引起泌尿生殖器官炎症反應的疾病。

若是孕婦感染淋病，嬰兒出生時，眼結膜會經由產道感染導致結膜炎。淋病潛伏期通常為 2 到 7 天，而感染後的症狀：
※ 男性主要是有尿道流膿、灼熱刺痛以及排尿疼痛的情形。
※ 女性則是白帶增多，陰道分泌物有異色異味的現象，但多數女
　性自覺症狀不明顯。

要是淋病未積極治療，主要會造成男性輸精管阻塞、或女性輸卵管阻塞，而引發「不孕症」。除此之外，亦可侵犯眼睛、心臟、骨盆腔等引發嚴重之合併症。

淋病的治療越早越好，可以用抗生素治療，治療期間不可中

斷，否則一旦轉變為慢性傳染病時，細菌對藥物產生抵抗能力，就不容易治癒了。而「安全性行為」則是預防淋病最好的方式。

梅毒

梅毒，是由梅毒螺旋體所導致之一種臨床症狀複雜、變異性大的慢性性傳染病。

致病菌通常在皮膚或黏膜破損處入侵人體，可以侵犯幾乎全身之器官及組織，產生變化多端之臨床症狀。傳染方式主要由性交傳染，也可經由輸血感染，若是婦女懷孕時罹患梅毒，會經由胎盤而感染胎兒，造成先天性梅毒。

梅毒分為早期及晚期梅毒，早期梅毒指感染後兩年內之時期，包括初期梅毒、二期梅毒等，而晚期梅毒，指感染後超過兩年，通常傳染性較弱。

※ 初期梅毒：接觸部位會出現不痛、硬硬紅紅的潰瘍，稱之為「硬性下疳」，之後會逐漸消失癒合，但並不表示已經痊癒，而是進一步的向體內破壞。

※ 二期梅毒：全身會出現紅疹及淋巴腺腫，其他還可能會出現掉髮、疲倦及發燒的情形。接下來會進入一段很長的潛伏期，也就是疾病仍然是存在的，但是沒有出現症狀。

※三期梅毒：會侵犯皮膚、上表皮組織以及骨骼肌肉組織，這時
　　　　　全身會出現小腫塊，不僅在皮膚，甚至在內臟器官
　　　　　都會出現，因而影響系統功能。四期梅毒—沒有傳
　　　　　染力，但是會造成失明、癱瘓、精神異常、心臟衰
　　　　　竭，最後導致死亡。

　　驗血是發現梅毒最好的方法，因為有的人患梅毒症狀不明顯，
常被忽略延誤治療，因而引發神經系統病變，及心臟麻痺等威脅
生命之嚴重後果，故有疑似症狀時，應盡早就診以早期治療。而
「安全性行為」仍是預防梅毒最好的方式。
　　由以上看來，「安全性行為」是預防性病的不二法門！在旅途
中，要是能做好適當的防護措施，便可遠離性病的威脅，享受旅
遊的樂趣喔！

（文／王惠民）

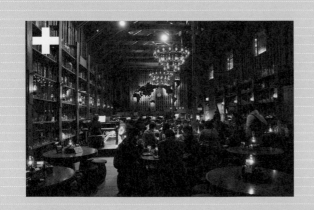

第四章
荒郊野地的意外

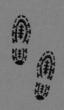

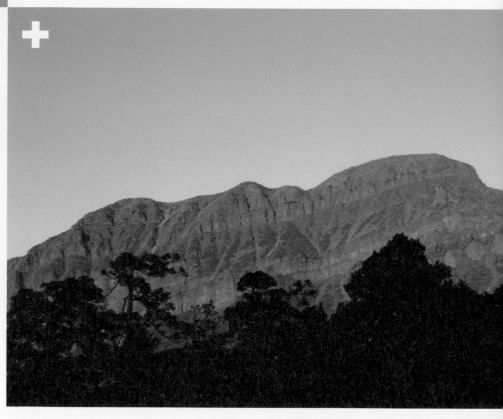

不一樣的蛇／蟲蛇咬傷

遇到毒蛇咬傷時，保持鎮定，避免激動，及時尋求協助。務必留意當下的環境是哪種情況？咬你的蛇長甚麼樣子？盡量辨識蛇類，有助於施打正確的血清，如蛇類的顏色、長度、斑紋、頭型等。被咬到的時間？部位？都可以提供相關的資訊讓醫師判斷。

午後，醫院急診一如往常，在看似喧嘩的一團忙亂氛圍中，維持著「穩定」的秩序。

「快！快！我小兒子被咬傷了！」倏忽的尖銳吵鬧聲由遠而近，一個父親滿臉倉皇地衝進診間，手裡連拉帶拖著面色蒼白、滿臉驚恐、腳步踉蹌的小男孩。後面尾隨著低頭啜泣的小女孩、和驚嚇又結巴的母親…

「又怎麼了？」好不容易才擺平急診情勢的醫師，原以為可以逮個空檔喘口氣的。突來的狀況，讓他們精神本能的緊繃了起來……

「快快！叫你們快點來人救他，是沒有聽到嗎？」父親接近歇斯底里地大喊。

「先生，您冷靜點，請先告訴我，小朋友怎麼了？」醫師嘴裡安撫著父親，一邊熟練地開始安撫小孩，醫師溫暖的大手一把抱起小男孩躺床上，心中卻犯著嘀咕：「不對啊？怎麼感覺全身軟趴趴的？」

似乎感受到醫療人員的關懷與協助，這爸爸的聲音和緩了下來，口氣依舊驚恐：「他、他、剛剛被蛇咬傷了手！」

「怎麼發生的？您慢慢說，我們會盡全力幫助他！」醫師露出令人安心的微笑，邊摸摸被嚇傻的小孩：「你怎麼會被到被蛇咬

到呢？在都市裡，要被蛇咬傷，還不很容易。」另一邊的護理師，已經熟練地開始幫小朋友戴上氧氣面罩、貼上監視器、安撫小朋友，並準備建立血管通路。

「醫師，他的狀況不太對勁？」護理師低聲說。

醫師也發現了，小朋友似乎不只有驚恐而已，他的眼皮一直往下掉，在每次父母親聲聲呼喚下，小朋友很努力地想睜開眼睛看著爸媽，可是似乎就是力不從心。

「有看到是哪種蛇咬到嗎？」醫師夾雜了一絲焦慮的口吻。

「他，就是好奇、愛玩，昨天我去爬山，抓到一條稀奇的蛇，因為沒見過有這種蛇，想說要多觀察一下，今天抽空再去深山放生，沒想到小朋友放學回來一看到，就是好奇，去逗弄蛇，所以……早知道，我今天一大早就……」父親懊悔的聲音越來越小聲。

小孩媽再也忍不住了，情緒一古腦地宣洩出來：「早就跟你說，這毒蛇放在家裡很危險，你兒子就是遺傳到你，什麼都好奇心重，自己的兒子自己不知道嗎？他萬一有個什麼差錯，我跟你拼了我！」

旁邊一直呆立的小女孩，聽到爸媽當眾大小聲，「哇！」一聲地大哭了起來。

急診室其他病患和家屬，無不好奇地探頭張望、議論紛紛：

「怎麼會這樣？把毒蛇放家裡？就不怕溜出來喔？」

「好可憐，這小男孩，長得多好，要是我孫子，惜命命哦！」

「這爸爸既然有心要放生，幹嘛還抓回家自找麻煩，真是的。」

醫師檢視了小孩的手指，傷口不是很深，已經止血，看起來與毒蛇咬傷的傷口，有點類似：「知道是哪種毒蛇嗎？」

父親舉起一直拿在手上的寵物攜帶盒，護士小姐連退好幾步。

「就是這一隻蛇闖的禍？」

這父親懊惱地說：「對，因為這條蛇，跟我以前在山裡看到

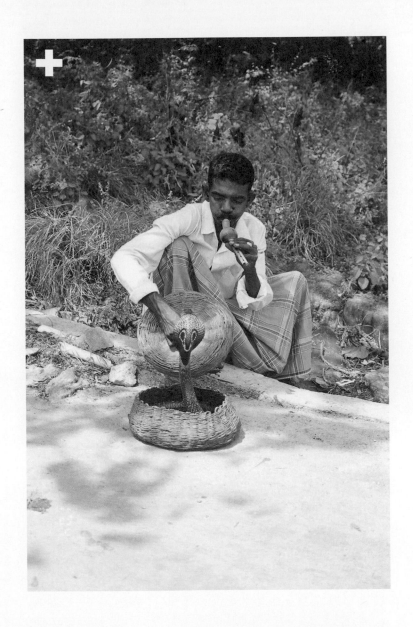

的蛇，都不一樣……太好奇了，才想抓回家，多研究一下。」

元兇正懶洋洋地盤據於寵物箱中，似乎外界的爭吵與牠一點關心都沒有。

醫師看了一下他的頭部與身體，潔白無瑕的身軀，與圓形的頭，跟以往認知的毒蛇，黑白相間、特殊的尾結、或是三角形的頭部，真的似乎都不太相同。

醫師皺皺眉，心中狐疑：「這蛇，的確不像毒蛇，但是小朋友怎麼會有這些反應？」

小男孩在護理師的安撫下，已經放上了軟針，護理師悄悄地對醫師說：「小朋友打針的手，似乎不像其他同年紀小朋友這麼有力？情況不太對。」

沉思中的醫師，面露難色。

「醫師，我兒子到底怎麼了？你也說說話呀？」父親似乎警覺到狀況麻煩大了，說話又不自覺地吼了起來。

「依照小朋友的狀況，我建議做完毒蛇血清敏感測試後，開始施打抗毒血清，我們會注意常見的副作用。這條蛇，也許不是我們熟悉的本地品種，但是小朋友的整體反應，似乎與神經毒的症狀相符。」醫師清了下喉嚨：「這是跟時間賽跑的搶救，如果毒性影響到呼吸，就需要用人工呼吸器輔助……」

醫師一邊熟練地操作系統，一邊與父母親解釋他的預後判斷，小男孩的媽，要不是護士小姐即時扶一把，幾乎整個人跌坐到地上。

儘管護理師相當熟練地開始進行相關治療工作，醫師也全力以赴，但小朋友逐漸惡化的情況，讓父母充滿了不安與焦躁，對於醫師的解釋，似懂非懂，只知道親愛的孩子，在和死神拔河，情況凶險。

時間一分一秒地過去，醫師在旁仔細觀察小朋友的變化，他的呼吸似乎越來越淺、也越來越快，在施打抗毒血清 10 分鐘後，監視器上血氧濃度，就像溜滑梯般下滑，臉色也漸漸由蒼白轉為深

赭；缺氧的徵兆出現，醫師當機立斷告訴父母：「蛇毒已經阻礙了小孩呼吸的順暢，必須為小朋友施行插管，否則腦部缺氧的後果，不堪設想！」

「插、插管？怎、怎麼、變、這麼嚴重？」父親結巴了。

男孩媽媽，淚流滿面，喃喃不斷的念著：「觀世音菩薩、藥師佛祖，請保佑阮囝好勢好勢，逢凶能化吉啊！」

醫護安靜迅速開始準備急救，卻也默契的交換著眼神：「這下子難搞了……」

激動的父親，不顧護士勸阻，仍執意呼喊著兒子：「阿銘呀，你快醒醒啊！睜開眼睛看著我啊！不要再睡了！」

撕心裂肺的悲痛，攪得整間急診不安與慌亂，社工及警衛，接到通知，迅速的把情緒激動的父母帶離現場，剩下的只有監視器的聲音，「嘟、嘟、嘟……嗶、嗶、嗶……」無情地跳動著，似乎暗示著小朋友的生命，在有一搭沒一搭中擺盪。

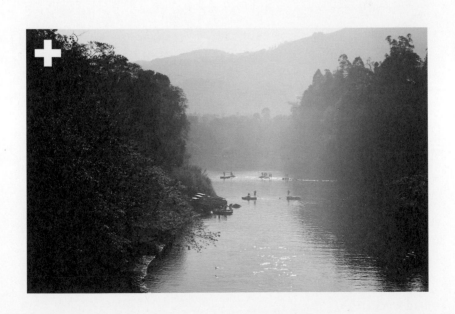

被勸阻安撫在邊邊的父母，拼命伸長了脖子，焦急想多看一眼。

「接上甦醒球、通知呼吸治療師、準備插管工具……」醫師熟練地指示團隊夥伴：「通知小兒科與麻醉科醫師待命！」

「是！」

「報告生命徵象！」

「血壓 XX/OO 毫米汞柱，心跳……」

「血壓不穩，準備升壓劑、準備中心靜脈導管！」

「要不要知會家屬？」

「請楊醫師去告訴家屬病人目前狀況，其餘人繼續待命！」

「好，馬上。」楊醫師快步離開。

小朋友順利地插管、接上呼吸器後，臉色慢慢紅潤起來，生命徵象也轉趨穩定，持續滴注的抗蛇毒血清，似乎慢慢看到作用，小朋友雖然疲倦，但可以對旁人的呼喊，產生反應，唯獨眼皮，依然撐不太開。

「好不容易穩定下來了！」醫師脫下手術衣物後，鬆了口氣，走出來對著焦急等待的阿銘父母說：「接下來，只要沒有其他的併發症的話，蛇毒被中和掉後，小朋友應該會好轉起來的！」

阿銘媽媽和女兒緊緊相擁，阿銘爸的眼淚簌簌的掉個不停。

轉送至加護病房休養途中，阿銘父親難為情地跟醫師道歉：「剛剛快被嚇死了、太著急了，講話不太好聽，失禮啦！」

醫師拍拍阿銘爸的肩：「天下父母心嘛，你的感覺我能夠體會，不會怪你。」阿銘爸不好意思的猛搓著雙手。

「只不過……」醫師遲疑著。

「只不過甚麼？」阿銘爸又緊張了起來。

「我說只不過，不是指小朋友的情況，而是那條蛇，我建議拿給專家鑑定一下，我們也從來沒看過這種毒蛇，只是覺得有必要對這種蛇，多所了解而已。」

父親點點頭：「我會把蛇種，送去給動物園鑑定。」

阿銘在治療之後，慢慢恢復了健康，一星期後拔管轉出加護病房，傷口癒合沒有留下甚麼疤痕，因為施打過破傷風疫苗，所幸沒有甚麼特殊併發症。一切恢復如常，只是阿銘再也不敢去隨便逗玩動物了，所謂「一朝被蛇咬」，看來不假！

至於那條蛇，大家一定想知道是不是真的毒蛇吧？經過動物學專家的考證後，認為他是毒蛇的變種，可能是基因突變、或是後天環境的影響，導致牠的長相與平時所認知的毒蛇，完全不同。正因這樣的基因突變，害阿銘差點連小命都丟了。

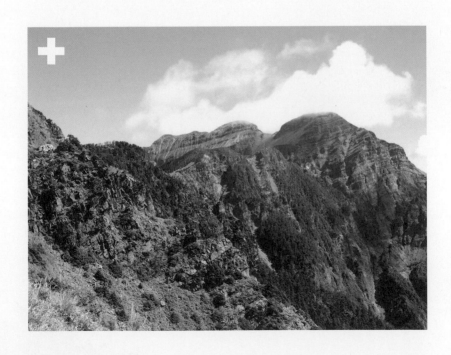

趴趴走報告

　　台灣地處亞熱帶地區，氣候適合蛇類棲息。根據文獻調查，過去抗蛇毒血清未普遍上市供應前，被毒蛇咬傷者，死亡率可達6.27％。近期抗蛇毒血清普遍上市且供應充足，死亡率因此降至1％以下。

　　大多數的毒蛇不會主動攻擊人，被攻擊時多半因為人類侵犯到牠的領域；蛇類很怕生，會採用咬人的動作也多半是威嚇作用，不見得會把毒液注入身體裡面，兒童因正處於發育期，比較容易受到少量毒液的影響。

　　若安排叢林活動或水上活動，在出發前，最好也先了解，當地可能有毒的動植物，發生萬一時可提供醫療協助。

毒蛇辨識

※ 外觀辨識：出血性毒蛇：頭大而呈三角形。如青竹絲、龜殼花、和百步蛇。

　　　　　　神經性毒蛇：雨傘節，背部黑白相間；飯匙倩則於激動時頭仰起，頸部呈扁平，發出低沉噴氣聲。台灣中部地區被飯匙倩咬傷較多且較複雜，可能與出血性相混。

※ 咬傷齒痕：無毒蛇：小牙齒痕，像魚咬到的痕跡。

　　　　　　出血性毒蛇：一對大毒牙齒痕，有時會因連續咬齧而看到一個或三個齒痕，齒痕較大，會出血腫脹。

　　　　　　神經性毒蛇：一對毒牙、齒痕很小。

※ 症狀：無毒蛇：類似刮傷，10 分鐘就慢慢減輕消失，但有些人
　　　　　　　　　可能會因驚慌而發生休克現象。
　　　　　毒蛇：腫脹，很快能感受到灼熱感。

　　在臨床症上，出血性毒蛇咬傷的傷口，一般於 30 分鐘至一小
時內，會產生局部腫脹，並有血水泡，伴有附近淋巴結腫脹。若未
經治療，則腫脹會迅速由咬傷處向上擴展，並可能導致肌肉壞死、
血壓下降、昏迷或休克全身性症狀。被百步蛇咬傷，局部腫脹嚴重、
肌肉壞死，並迅速擴展，很快出現全身症狀，皮下廣泛出血。

被蛇咬到時處理原則
※ 保持鎮定，別驚慌。
※ 儘量辨識蛇種。
※ 將患肢儘量放低於心臟，不要使用止血帶綑綁。
※ 仔細注意傷口的位置與變化，但傷口不需切開、抽吸、擠壓。
※ 儘速送至鄰近醫院做處置。

（文 / 吳秉倫）

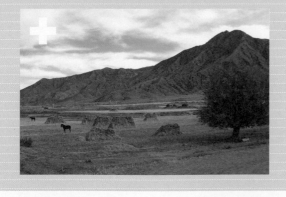

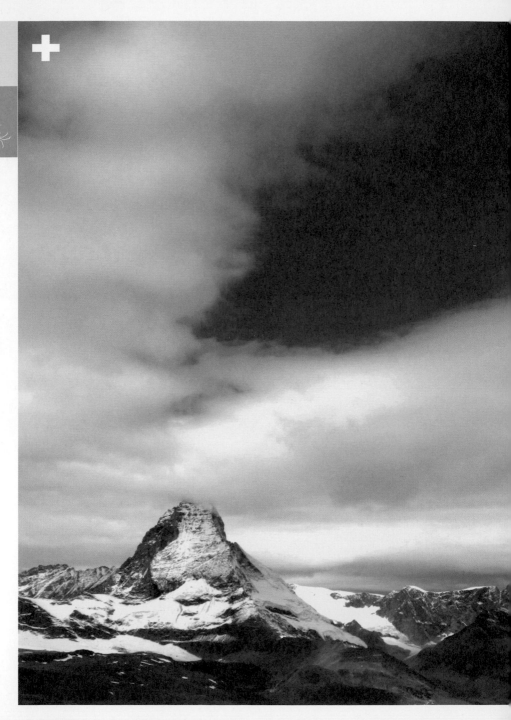

安娜普納基地營／高山症

　　高山症的發生難以精準預測，卻是有規則可循的。

　　充裕的高度適應時間、在高海拔對身體症狀的警覺心、以及嚴重高山反應發生時的即時撤退，都是避免高山症，阻止旅行者前往人間天堂朝聖的重要環節。

　　在高海拔旅行，不論是觀光行程或是登山健行，都建議團體行動。同一團體的旅行者或登山客應彼此照應，互相關心，多一分警覺，少一分因高山重症造成的遺憾。

　　志傑和惠鈺是大學時代在登山社認識的社對；打從志傑在雪山主峰頂，背著其他社員跟惠鈺告白時，便暗自許下心願，要帶領心愛的她遊遍地球上的壯麗山河。

　　在他讀完「阿拉斯加之死」一書後，深深以為男主角不顧一切拋棄家人、毫無計畫及裝備就獨自闖盪曠野，終至死亡的匹夫之勇極不可取，真正的背包客和登山家，應該是謀定而後動的。

　　畢業後這幾年，兩人利用工作的空檔安排了許多出國旅遊，主要目的大多是登山。日本富士山、劍岳、馬來西亞神山、甚至尼泊爾的 ABC(安娜普納基地營)，都有他們倆的足跡。

　　ABC 那趟行程尤其令他們印象深刻。安娜普納山區 6000-8000公尺級的巨峰勝景，對於高山狂熱者，具有致命的吸引力。志傑和惠鈺為了難得長天數的登山行程，只許成功不許失敗，特地前往醫院的旅遊醫學門診，請求醫師開立高山症預防用藥，順便詢問尼泊爾之旅有沒有服用抗瘧疾藥物的必要。

　　如同多數自助前往 ABC 健行的外國登山客，兩人花錢僱請一位嚮導和一位挑夫隨行。ABC 路線幾乎每隔 4-7 小時的步程，即有山屋可以住，一般設定的行程是按照山屋位置安排，由海拔 1000

公尺左右逐日上升，約第 4-5 日抵達海拔 2920 公尺的 Himalaya 山屋或海拔 3200 公尺的 Deurali 山屋，接著，則是最重要最精采的兩天，海拔 3700 公尺的 MBC 和海拔 4 130 的 ABC 來回。

志傑和惠鈺遵照醫師的指示，在第 3 天海拔超過 2500 公尺起，即開始服用「丹木斯」。每次做這個動作，一抹深沈的痛楚就會閃過志傑的內心：

大三那年，好友阿祥在南湖山屋發生的山難，是永遠揮之不去的烙印！當年那個步履踉蹌、喃喃自語、失神渙散，終於不支倒地、永遠沈睡的阿祥，如果當天一早，就告訴他頭痛不適、如果隊伍中的老鳥們能多關照新人一點、如果不是發生在四周稜脊高聳，不易下撤的南湖圈谷……然而，人生容許這麼多個如果嗎？

第 6 天中午，他們抵達了 MBC。和煦的陽光灑得山壁一片金黃，望著遠方懸垂於山巔的冰河，志傑豪情陡生，向惠鈺提議再趕路兩個小時，看能不能今晚就抵達 ABC。他的盤算是，爭取一天的時間直上 ABC，隔天下來再於 MBC 待上一晚，或者在 ABC 待上整整兩天，盡情徜徉安娜普納山神腳下的天堂勝境。

「你呆頭了嗎？我們昨天還在不到 3000 公尺的 Himalaya 耶！今天就趕到 ABC，海拔上升太多了吧！」惠鈺提出異議，或許是因為她也累了。

「我們已經吃了好幾天的丹木斯了！妳看它真的有效，到現在妳我也都沒有高山症狀出現。天色還很早，別人的紀錄都是兩個小時就到 ABC 了。沒問題的啦！」志傑拍胸脯自信地說著。

惠鈺嘴裡嚷著，「LP 也建議在 MBC 待上一晚。不然問嚮導的意見！」然而嚮導並不置可否。看看志傑背包已上肩，男性血液裡天生的冒險精神湧動著，這時再多說話，就會被嫌掃興了，只得加快腳步跟上。一路上地勢越來越險峻，高處的萬年冰河，將岩稜劈削得嶙峋儡人，稀薄的空氣，讓惠鈺每走幾步路就得停下來喘一下。

終於，下午四點半，由碩大莊嚴的安娜普納群峰，環抱著的

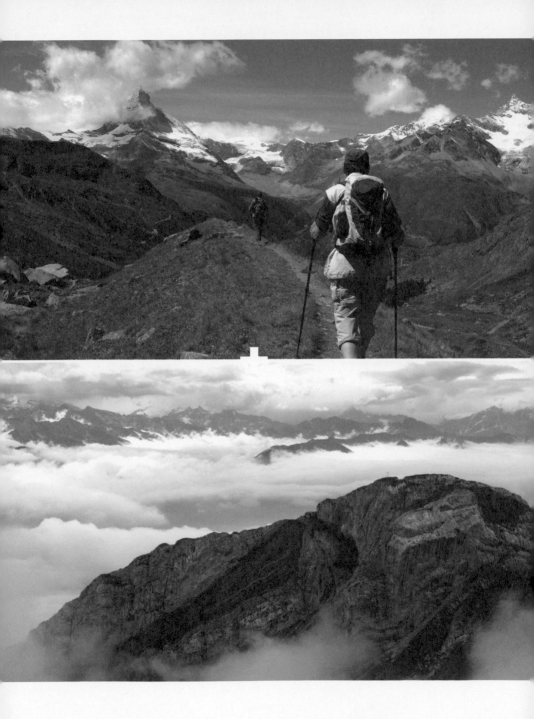

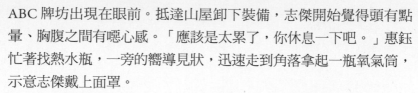

ABC 牌坊出現在眼前。抵達山屋卸下裝備，志傑開始覺得頭有點暈、胸腹之間有噁心感。「應該是太累了，你休息一下吧。」惠鈺忙著找熱水瓶，一旁的嚮導見狀，迅速走到角落拿起一瓶氧氣筒，示意志傑戴上面罩。

「不會真的來了吧！？」志傑狐疑著，看山屋裡其他登山客也有人使用氧氣，就跟著戴上，不久舒服些了就取下來。然而，晚餐只吃幾口就吃不下了，頭痛讓志傑倍感倦怠，他試著和其他陌生山友天南地北大聊山經，稍微提振一下精神。晚上惠鈺表示肌肉痠痛，也想早點就寢，兩人相約隔天早起拍攝日出雪峰奇景。

志傑裹在羽絨睡袋裡輾轉難眠，昏昏脹脹的腦袋瓜，流竄著各種混亂的思緒。晚上那幾口飯菜在胃裡鼓譟著，實在難受。旁邊的挑夫泡了一杯茶飲請志傑喝下，憂心忡忡的惠鈺想了很久，還是決定讓志傑服用一顆普拿疼。折騰了老半天，就在預定日出的前兩個小時，志傑終於睡著了。

片刻，東方旭日以神聖的角度映照在雪峰肩頭，山屋內外沸騰著各國前來朝聖的登山客，驚訝而感動的歡呼聲。惠鈺雖然也跟著出門看日出，卻惦記著志傑而眉頭深鎖。直到嚮導出來對她微笑著說：「他已經好很多了，沒有問題了！Be happy！」跟著進房確認志傑高山症症狀比較舒緩了，才鬆了一口氣。

這天，志傑抱著虔敬而感激的心情，對安娜普納群峰道謝也道別。他知道山神教給他的，是何等珍貴的啟示：

如果人間有所謂的天堂，那一定是在高山上！絕美的湖泊森林、壯闊的崢嶸雪峰，是自古以來傳說中神佛居住的聖地，令無數世人神往與追求。然而，前往天堂的障礙，除了交通險阻，更有著人類血肉之軀不可承受之重－高山症。

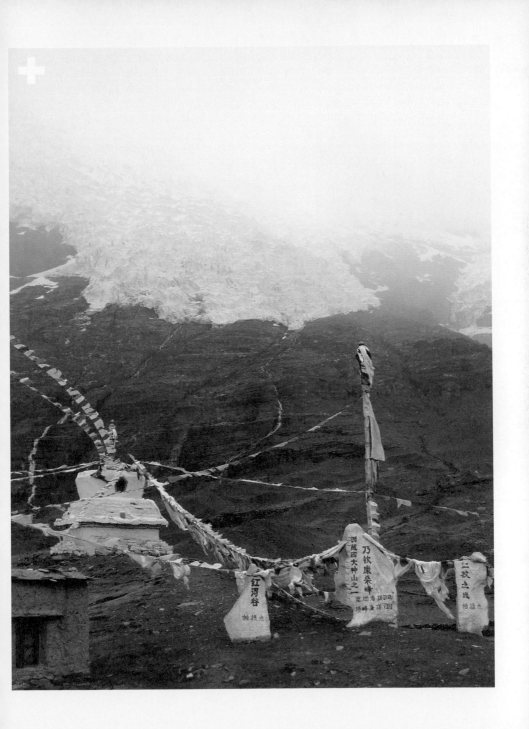

趴趴走報告

　　高山症，導因於高海拔地區氧氣分壓降低，造成的生理代償機能失調。正常心肺功能的人，在缺氧環境下會加快加深呼吸，以排除過多的二氧化碳，接著由腎臟排除碳酸氫根，矯正血液酸鹼值，強化呼吸中樞對酸刺激的敏感度。這樣的高度適應過程，能夠逐漸降低肺部的二氧化碳濃度並增加血氧分壓，以供應身體重要器官對氧氣的需求，一旦高度適應時間不足，或本身體質關係，造成腦部或肺部調節機轉失靈，就是高山症了。

　　急性高山病，則是每個人對於高山症的易感受性都不同。正常心肺功能的情況下，海拔 2500 公尺以上開始有可能發生高山反應，包括頭暈、頭痛、倦怠、噁心、胃口差、失眠等非特異等症狀。

　　急性高山病患者若繼續上升海拔，有可能會惡化為「高海拔腦水腫」，除了急性高山病病症，另外產生步態不穩、或意識改變等顱內壓升高的表徵。如果海拔爬升伴隨的是呼吸困難、持續咳嗽、胸部緊脹感，或有中心型發紺、肺囉音出現，即為「高海拔肺水腫」。這兩者都是必須馬上處理的重症，否則致死率極高。

高山症的處置

　　高山症的處置，有所謂的黃金律，對於旅行者和登山客而言，是簡單易懂的保命原則：

※（有人）得了高山症不必驚慌，但（讓隊員）死於高山病就是不智了。

※ 在高海拔的任何病症，都應先假定是高山症，直到證明是別的疾病為止。

※ 絕對不要帶著急性高山病的症狀上升高度。

※ 如果症狀正在惡化，應「立刻」下撤往低海拔。

※ 絕對不要將患有急性高山病的人單獨留下。

對於急性高山病而言，藥物可能有效，但絕對不可因為使用藥物而違背黃金律。

發生急性高山病的患者，應該注意身體保暖、減少活動度，盡可能由有經驗的領隊或隊友陪同觀察，如果經過半天以上的休息，仍無法改善症狀，或有任何惡化跡象，即應下降高度。一般而言，降低 500 至 1000 公尺高度足以改善大部份的症狀。

高海拔肺水腫和腦水腫的患者，如果沒有下降高度、給氧氣或高壓袋治療，死亡率將近 100%。使用藥物，不應該是延遲下降高度及尋求救援時機的藉口。在沒有交通工具可抵達、救援直升機無法前來的高山地區，趁意識和行動能力未喪失前及早撤退下降，非常重要。

若地形及天候狀況不允許下降高度，應盡可能坐著休息、給予氧氣及藥物，並且避免患者睡著，以待外援。

氧氣治療在高海拔地區相當普遍。世界上許多海拔超過 3000 公尺的地方，公共場所設有方便使用的吸氧設備，然而矯正缺氧狀態，同時也鈍化了生理代償的高度適應能力，氧氣治療仍然得配合下撤海拔高度，才能根本避免生命危險。

高山症的預防

高山症是可以預防、也應該要預防的疾病。緩慢地爬升高度、預留休息日以讓身體充份適應高度是基本原則。

高海拔登山行程，通常建議在海拔 1500-2500 公尺高度先住一晚，抵達海拔 3000 公尺以上之後，每晚住宿高度不宜比前一晚高出 300-600 公尺。每隔 2-3 天，或每上升 1000 公尺，建議休息一天，不要繼續上升高度。秉持著「白天爬高、晚上睡低」的原則，慎選避風、保暖、及容易撤退的住宿地點，隨時注意保暖、避免過度劇烈活動、避免服用中樞神經抑制藥物，都能夠減少高山症的發生。

如果高海拔旅行者曾經發生過高山症，或是行程安排有較高的風險，建議行前至旅遊醫學門診向醫師諮詢，並準備高山症預防用藥。目前最有實證能預防急性高山病和高海拔腦水腫的藥物是 acetazolamide（舊商品名為 Diamox），若有高海拔肺水腫病史，建議使用 nifedipine、sildenafil 或吸入性 salmetrol 來預防。

（文／陳柏璋）

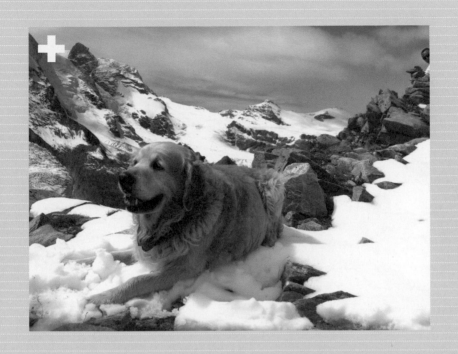

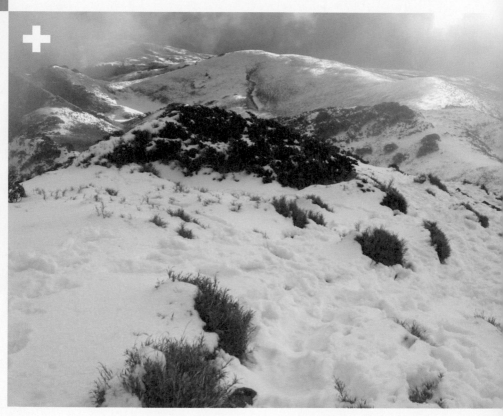

南湖劫／失溫與凍傷

人類是溫血動動，健康人中心體溫維持在攝氏 35～37.5℃之間。如果中心體溫在極為寒冷或是淋雨、溼透情境下持續低於 35℃，即是失溫。失溫會造成全身顫抖、意識改變、步伐混亂、心跳異常，重度失溫時體溫低於 30℃，會經歷半昏迷或昏迷、肢體僵硬麻木、心律不整及死亡，在缺乏奧援的野地環境裡，失溫是生命的重大威脅，不可不慎。

2007 年 3 月，4 名登山客相約攀登中央山脈北端的南湖大山群峰，第二天就遭遇下雪天氣，仍順利抵達南湖山屋過夜。

第三天預定行程是輕裝來回馬比杉山，出發時天氣還不錯，於是卸下重裝備改為輕裝前往。不料，回程途中於下午四點多天氣驟變，颳起暴風雪導致眾人全身溼透，因保暖裝備不足，領隊有失溫跡象，其中一人先回山屋燒開水準備。

到了晚上七點多，山屋裡其他山友覺得不對勁，一同冒著風雪上山尋人，終於在南湖主峰與東峰間鞍部平台，發現三人蜷縮在雪地裡點燃瓦斯燈取暖。一名隊友緊抱著失溫的領隊，試圖以體溫給他溫暖，但該領隊已全身冰冷，沒有心跳了。

在極冷的環境中，末端組織的血管收縮，血液循環開始凍結，皮膚會呈現青白色，並產生針刺麻木感，稱為凍傷。凍傷的組織若未處理，會出現紅腫及水泡，皮下組織發黑壞死，更進一步連深部肌肉、神經、骨骼等組織都僵硬而形成乾燥壞疽，過一段時間末端肢體會自行脫落。凍傷至壞死的肢體需要進行截肢，許多攀登世界級巨峰的登山家，遭遇極端惡劣的天氣，僥倖活命回來，共同的命運就是截肢。

趴趴走報告

在寒冷、刮風、潮溼的天氣下，如果沒有足夠的禦寒、防雨防風設備，加上熱量攝取不足、激烈運動，身體散失的熱量遠比產生來得多，中心體溫下降，失溫就會發生。

為了因應旅遊或健行行程的環境氣候，攜帶及穿著合適的裝備，相當重要。預防失溫的裝備，包括禦寒衣物、風衣、雨衣、手套、圍巾、毛帽、帽子、熱水瓶、護唇膏、懷爐等等，應因時因地制宜。

預定前往高山、高原、極地旅行，或是天氣預報有極端氣候的可能性時，領隊有責任通知隊員需要準備足夠的禦寒及防風防雨衣物。登山隊伍的領隊，除了考慮隊伍抵抗風寒的能力，尚且要準備足夠的熱飲和行動糧，供應隊員不時之需。

登山計畫

必須涵蓋可行的撤退方案、可用的庇護處，並做好發生惡劣天候時，確保隊員安全撤退不致失溫的狀況模擬。在冰天雪地或下雨天，準備足夠替換的乾燥衣物，於健行途中時時補充熱水或含糖熱飲，隨時觀察天氣變化，如果無法順利完成既定行程，有潛在危險，應該及時撤退回安全的庇護所。

凍傷發生的原因

當身體長時間暴露在冰冷或惡劣的氣候環境中，或接觸冰雪，而產生皮膚或皮下組織凍結傷害，常見於手指、腳趾、耳朵、鼻子、下巴等身體循環系統的末端，其它臉部皮膚在低溫風寒下也有可能發生凍傷症狀。嚴重的凍傷會導致末端組織永久損害而必須截肢。

失溫急救的處理原則

※ 防止患者繼續喪失體溫，將患者儘速帶離惡劣的低溫環境（移入帳篷或山屋內）。

※ 脫掉潮濕冰冷的衣物，擦乾身體，以溫暖的衣物、睡袋等裹住患者全身。若沒有乾衣服，則把雨衣穿在溼衣服的裡面。若患者意識清醒，可讓他喝一些熱水或含糖份的飲料。

※ 靠外力回溫，例如用熱水瓶、暖暖包或生火等；緊抱患者以體溫傳導也有助回溫。積極的作法是使用熱水袋、電毯、烤燈或泡熱水浴回溫。

※ 若患者已不省人事，則以復甦姿勢躺著，維持呼吸道暢通，時時注意其生命徵象的轉變，檢查有無意識、呼吸、心跳脈搏、膚色及體溫回升狀況。

※ 切記不可給患者喝酒，亦不可擦拭或按摩患者四肢，也不可鼓勵患者做運動。

※ 若患者呼吸及心跳停止，應立刻展開心肺復甦術，並盡快送醫急救。

凍傷急救的處理原則

※ 如果伴隨失溫現象，應優先進行失溫急救措拖。

※ 將患者移往溫暖而安全處所，脫下傷處的束縛物（如手錶）。

※ 慢慢溫暖患處，例如用皮膚對皮膚的傳熱方式溫暖患處，或以溫水將患處浸入其中，水溫以 37~40℃為宜。凍傷的若為耳鼻或臉，可用溫毛巾覆蓋，先讓傷者適溫，再慢慢升高水溫。如果在 1 小時內已恢復血色及感覺，即可停止加溫的動作。

※ 抬高患處，減輕腫脹疼痛。以紗布、三角巾或軟質衣物包裹或輕蓋患部。

※ 不可以搓揉、按摩患處，不可以弄破水泡。

※ 溫暖後，患處不宜再暴露在寒冷中，因為回溫後再度受凍，組織會進一步受傷害。患肢不宜再使用，應儘量休息。

※ 情況許可，應儘速就醫。

喝酒禦寒？錯

　　酒精促進週邊血液循環，特別是皮膚血管擴張，四肢、軀幹及臉部皮膚血流增加，因此會感覺暖烘烘的，但這樣的機制會加快體內熱量的散發，喝酒過頭，反而會導致體溫下降。

　　要是身處空曠的室外，又缺乏足夠保暖措施，大動脈會收縮，在心血管疾病患者容易引發中風或心肌梗塞。在山上緊急避難的人，夜間寒冷，千萬不能喝酒禦寒，酒後體溫散發更快，反而使人體溫度降低，甚至因失溫而導致生命危險。

（文／陳柏璋）

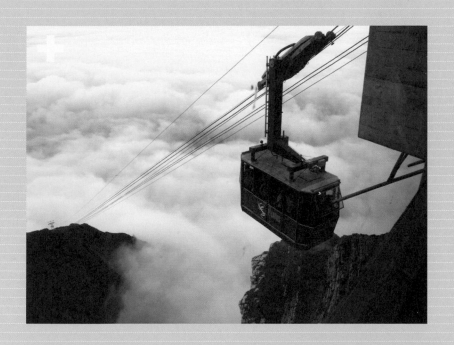

第五章
身分有別，準備大不同

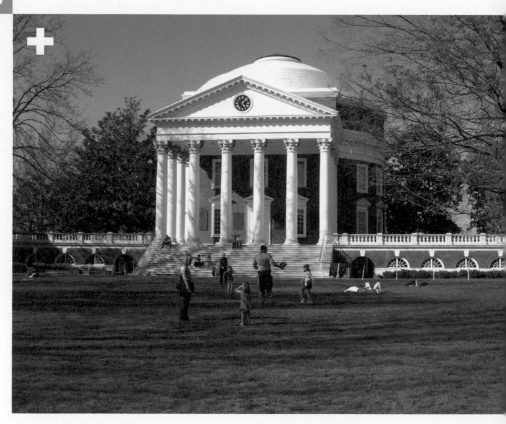

留學的健康檢查表 / 留學必讀

出國留學時,大部分學校會要求學生做好指定的健康檢查表,有的入學通知上,還會指定如果有特殊病史、過敏、及疫苗接種等資料,請轉成英文版本帶著備用。

「嗨,邱主任,怎麼一早就來找我?這不是妳女兒小茹嗎?」

「是呀,我女兒要去國外唸大學,學校寄來一疊表格要填,其中有幾頁和健康檢查相關,所以今天要來麻煩你,請教一下。」

「咦,小茹不是才高中畢業嗎?」我好奇地問。

「她說想出國看一看別人家的教育,剛好申請到維吉尼亞大學,所以就讓她去囉!可是,我真的很擔心。」

「喔,維吉尼亞大學,不錯嘞!」沒辦法,我對維吉尼亞大學的印象就只有這樣。

「是啦,好像還不錯,我們也沒想到會申請核准。只是臺灣過去念大學的學生比較少,我說她真的很勇敢。」邱主任透露著些煩惱。

「當父母的總是會擔心,不過趁年輕多拓展視野總是好的。近幾年來,出國唸書的學生不再限於碩士、博士,出去唸大學的也不少。」老同事了,我不免安慰兩句:「有的是出國遊學、或打工遊學,國內大學更是和國外其他大學,進行交換學生計畫,現在甚至某些高中也有交換學生。」

上個星期,我才看到一個建中高三學生穿著制服來門診,也是要出國唸大學的,他媽媽靜靜地陪他進來。那位學生說:「基本健康資料部分,已經在電腦中輸入上傳學校了,好像只差疫苗接種,所以來旅遊醫學門診。」

我問他:「建中應該可以考上不錯的大學,為什麼還要出國唸

書？」

他有點不好意思的回答：「因為史丹福大學提供獎學金，所以想機會難得，當然要去讀讀看看。」

哇塞，史丹福大學提供獎學金呢，換作是我，我也會去吧？本來還以為現在的年輕人，都是草莓族，沒想到也有不少成熟獨立的孩子。說真的，現在交通也好、網路資訊也好，可是天涯若比鄰，地球共一村了。自己若是怠惰一下，搞不好快變井底之蛙了。

小茹拿出學校寄來的健康檢查表，我約略看了一下，問道：「邱主任，你是否有把小茹小時候的接種紀錄帶來呢？」

「有，都在這裡。」

「我先看一下帶來的資料和學校要求的內容。」邱主任準備得很仔細，我邊翻閱邊說：「嗯，學校要求的大概有幾個部分，一部分是有關緊急聯絡人及健康保險部分，這一頁是請家長及學生自填。醫師要填的部份，包括過去健康史及疾病調查、疫苗接種紀錄、一般身體理學檢查和結核病篩檢。」

「小茹，妳本身曾經開刀或住院過嗎？」我問。

「應該沒有吧？」邱主任理所當然的搖搖頭。

「那有沒有什麼慢性病？或長期服用的藥物呢？」

「只有鼻子過敏時會吃抗過敏藥。」

「有藥物或食物過敏史嗎？」

「目前所知沒有。」邱主任搶著回答。

「對了，小茹，平常體能上有沒有什麼限制呢？從小到大上體育課都 OK 嗎？有沒有參加什麼校隊？會參與一些較激烈的運動嗎？」

「沒有。平常上體育課都正常，我也不太熱中運動。」的確，從她白皙的皮膚看得出來。

接下來我把校方入學要求施打的疫苗，跟小茹曾接種過的疫苗比對後，發現她還要打 3 種疫苗：一是 M.M.R. 三合一疫苗（麻

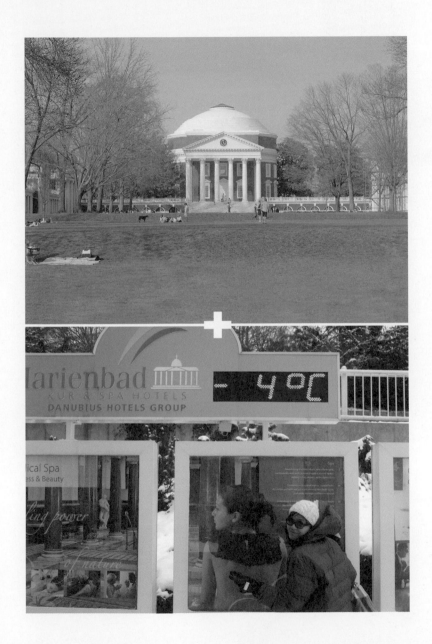

疹 Measles、腮腺炎 Mumps、德國麻疹 Rubella），二是流行性腦脊髓膜炎疫苗（Meningococcal Vaccine），三是 Td 或是 Tdap（Tetanus 破傷風、diphtheria 白喉、pertusis 百日咳）。

「小茹，妳還要打 3 種疫苗。」

「啊？」小茹有點驚訝：「我媽不是把疫苗接種紀錄都帶來了嗎？怎麼還要挨那麼多針？」

「妳們先聽我說。」我打算好好解釋一番：「小茹小時候打過一劑麻疹、一劑 MMR 疫苗；但是學校要求兩劑 MMR 疫苗。尤其女孩子以後懷孕，若是感染德國麻疹，容易對胎兒造成影響，所以還是建議施打。德國麻疹疫苗為活菌減毒疫苗，所以要在沒有懷孕時才能施打，且施打後要避孕 3 個月，否則萬一造成孕期感染，則失去施打疫苗的用意了。」

「對了，小茹妳全修什麼呢？」

「我預備申請商學院。」

「喔，那妳可以打 Td 疫苗即可。我們小時候施打 DPT(白喉、百日咳、破傷風) 都有完整基礎，但是學校要求 10 年內追加。近幾年，妳有因為外傷、或被動物咬傷後，施打破傷風疫苗嗎？」

小茹搖搖頭。

「那麼妳可以選擇 Td 或 Tdap 施打，施打破傷風疫苗追加後，若是妳出國期間有外傷，則不需再打破傷風疫苗了。Td 和 Tdap 差異是 Tdap 多了百日咳的防護。若是妳就讀醫學院或是公共衛生相關科系，則建議妳施打 Tdap，對自己和週遭的人多一層保護。」

國外很多學校，對於醫療相關系所規定：必須施打 Tdap，甚至一些學校是強制規定施打 Tdap。站在醫師的立場，多一層防護當然是比較好，所以我自己本身也施打。考慮自己常接觸病人，加上家中有老有小，有時成為病菌的傳播者而不自覺，因此我追加 Tdap 疫苗。

不過通常出國留學的學生，能少挨一針則少挨一針，且 Td 和 Tdap 價格差了一千元，只要能交差了事就好了，所以多半選擇 Td。

「在美國，除了基礎的 DPT 疫苗注射外，青春期會再追加一劑 Td 或 Tdap，因為年輕人外傷或運動傷害機會較大。至於是施打 Td 或是 Tdap，則看各州規定，或是保險公司提供的契約服務內容。國內引進 Tdap 疫苗後，未來也應該會朝這個方向努力。」

　　「還有一個疫苗，在台灣較少聽到，但是到美國，尤其是住宿的大一新鮮人，校方擔心群聚感染，會要求施打流行性腦脊髓膜炎疫苗。這種病，是透過近距離飛沫或是口鼻分泌物傳染，一旦有人感染，在人群密集處如學校、軍營等，有機會造成一定規模的流行。學校站在維護校園衛生立場，會採取較強硬的措施，除非妳有特殊的理由，一般得出具書面聲明書。」我把三種疫苗大致說明了一下。

　　「唉！聽起來我沒得選，只能乖乖配合囉！」小茹嘆了口氣。

　　「當然，妳也可以選擇到美國再打，不過費用可是高了許多。

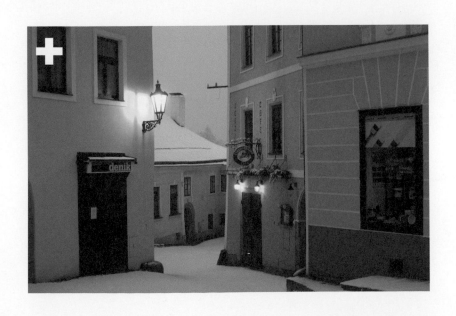

還有一項是結核病篩檢，維吉尼亞大學要求來自臺灣的學生，需要直接照胸部 X 光檢查，並附上 X 光的書面報告。」

接著幫小茹進行一般理學檢查，並請護理師幫小茹量視力、聽力。

「雖然有點失禮，但是必須請問一下小茹，目前是否有懷孕的可能？因為以她的狀況，今天照 X 光和施打活菌減毒疫苗，並非必要的醫療措施，若是懷孕，則需要在體檢單上註明。」

「呵呵，林醫師，Of course not ！」小茹噗嗤的笑了出來。

「我也不想問呀，可是不問不行。」我自己也覺得在家長跟前，問這話還真唐突。

「對了，小茹，妳的視力測量起來只有 0.6 和 0.7，到美國要開車可是不行的，趁出國前把眼鏡再配一下，另外牙齒也要再檢查；平常吃的鼻子過敏藥，也請醫師寫下處方，另外可能也要準備一些常備藥；還有還有，記得要加入當地的醫療保險。」

「有有有，學校有幫外籍學生找了醫療保險公司。」邱主任接著說。

「好，那我們就下個禮拜再回診看 X 光報告，並把表格完成，請小茹把表格中的個人基本資料先填好。」

第二次小茹回診時，我提醒她把疫苗接種紀錄備份收存，以免日後需要時，比方繼續深造唸碩士或是博士班入學時，這些資料一樣會用到。我曾經遇過幾次，學生人在國外，請爸爸或媽媽再來申請好幾年前的資料，說真的，很麻煩。

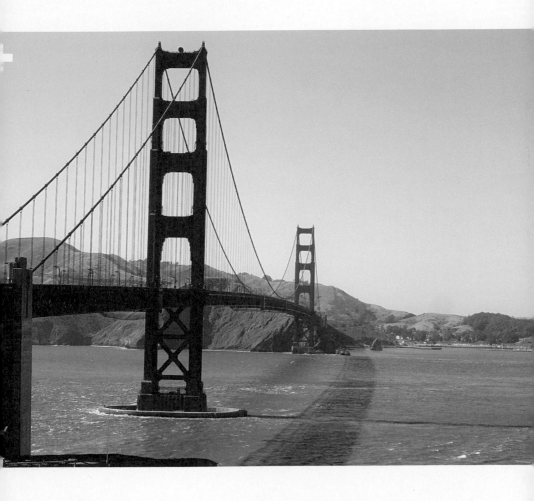

趴趴走報告

出國留學前健檢

※ 先自行閱讀了解學校的健檢要求，完成學生必須自行填寫的部份。

※ 攜帶護照影本 (醫師確認身分用，有時需附上書面檢驗報告和 X 光報告，到病歷室或相關單位申請時報告時，可以請承辦人員加註英文姓名拼音)。

※ 攜帶完整疫苗接種紀錄。

※ 可能需要 2 次以上門診 (視疫苗接種，檢查項目等)，請提早預留時間看診，不要到報告繳交截止日或出國前幾天才看醫師。

※ 歐美各國多用皮下結核菌素測試，來判定新生是否感染結核，若為陽性反應，則需接受胸部 X 光檢查確定是否有肺結核。相對於歐美各國，東南亞結核病盛行率較高，且臺灣新生兒多有施打卡介苗，故結核菌素測試可能為陽性，有時學生趕時間或節省費用，會直接照胸部 X 光。亞洲國家如日本、韓國和臺灣等國家，多直接要求學生照 X 光。歐美有些國家謹慎起見 (避免偽陰性反應)，甚至要求兩次結核菌素測試；有些學校接受結核相關抽血報告或皮下結核菌素測試，但是目前該項抽血檢驗在臺灣的醫院僅見於實驗研究階段，無法普及。須注意有些學校，只接受在美國境內檢測皮下結核菌素測試的結果。

※ 疾管局合作旅遊醫學門診醫院提供流行性腦脊髓膜炎疫苗，結核菌素測試，建議先打電話至醫院確定門診時間和相關科別。另外在留學旺季，有時流行性腦脊髓膜炎疫苗會短暫缺貨，最好還是先打電話確定，免得白跑一趟。有些醫院因此類個案較少，結核菌素測試多集中時段進行。

出國留學行前準備

※ 如同車子要進行長途旅行時要先檢查保養，更換老舊零件，出國前最好視力，牙齒都先檢查治療，如果可以，亦可攜帶太陽眼鏡。本身如果有慢性病或是有體能限制障礙，請原診治醫師開立病歷摘要，詳述注意事項及目前處方治療，最好自費先備齊相關藥物。如果主治醫師能留下電子信箱或是電話傳真則更佳，遇特殊狀況可以進一步聯繫。

※ 建議在出國前先辦理醫療保險，能有一般保障最好，或是學校能提供條件不錯的合作醫療保險公司亦佳。在留學當地，若是有親友能擔任緊急聯絡人或是監護人，對於未成年學生來說，是最理想的了。至於保險金額及內容，視個人經濟狀況和需求，雖說年輕人較少生病，但是出門在外，基本保障還是不能少，很多學校亦強制學生必須有醫療保險。

留學期間注意事項

※ 注意自身安全，不管是在校或是在國外旅遊期間。除了人身安全，健康問題亦須注意。均衡飲食，適度運動，作息正常，適度舒壓，期能早日能夠適應氣候，文化和學校，專心求學，增廣視野。避免無照駕駛或酒駕，遠離毒品。

※ 安全性行為，避免性病上身，或是子宮外孕，懷孕等狀況。有時遇到留學生緊急尋求醫療協助需要事後避孕丸，也曾遇到學生手術，對學生而言，身心受創的狀況往往需要很久時間恢復。尤其身處異地，壓力更大，學業也受到影響。

※ 平時在當地即建立網絡，如果有適應不良或是其他身心健康問題，記得及早求援，家人朋友平時亦保持聯絡，彼此關懷。

（文 / 林俞佳）

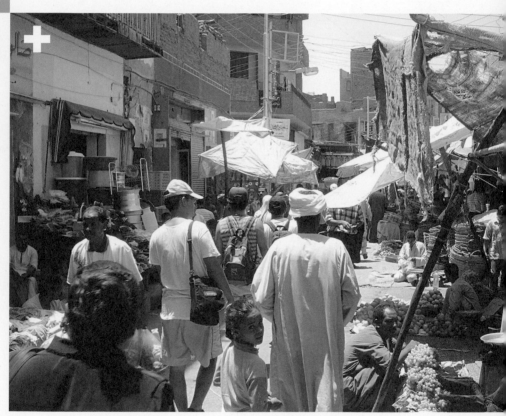

瀟灑，不一定可以走天涯／背包客

儘管當個背包客要擔心的事情很多，包括語言、文化、食宿、交通等，但能不能確保平安回家，絕對是第一要務。

背包客不像跟團，自有熟門熟路的領隊打點各種突發狀況。背包客遇到的健康問題相當多，小至腹瀉，大至威脅生命都有可能。

「勇氣，並非奮不顧身；而是經過全盤考慮後，再盡力的向前衝！」一位「大老級」的背包客，拍著小羽的肩膀說。」

旅行的回憶，應該不只有當地風景名勝或經典建築，這些觀光客來去匆匆一瞥的行程吧？小羽平日喜愛收看行腳節目，不管國內外的風光，都能緊緊吸引他的目光。浪跡天涯瀟灑的背包客，更是讓小羽崇拜又羨慕。

算算兩個禮拜的年休假快到期了，與其免費奉還老闆，何不自己也當一回背包客，單槍匹馬闖闖地球村？起心動念付諸準備後，小羽才開始發現，背包客，要自己打點的事好多，不是想像中那麼容易當的。

到書局找資料時，發現自助旅遊的導覽書籍相當多，如果擔心資訊不夠新，網路上更是無遠弗屆，只要打得出字來，幾乎沒有搜尋不到的資訊。照理講什麼資料都會足夠了吧？但總覺得其中好像少了什麼？

沒錯！其中缺乏了一些旅途中，萬一需要的醫療相關資訊，莫非遊走天涯海角的背包客，個個筋骨強健，旅途中不會有生病或受傷的問題？可是仔細看看他人的遊記，其實遇到疾病或特殊症狀的也不在少數。

在文章中雖然一派輕鬆帶過，引以為笑談，但想當時，一定是

非常緊張擔心、甚至害怕也難免的吧？畢竟人生地不熟，在醫療資源落後或取得不易之處，恐怕想求救，也不知道要從何種管道喊救命。

小羽忍不住模擬猜想：

萬一半路上真的出現一些症狀時，到底該怎麼辦？終止旅程返國，會不會太小題大做？原地休息也會好嗎？假使繼續旅行會造成嚴重的後果嗎？或者，是否有事先預防的方法？抑或是該準備哪些隨身常備用藥？

關於旅遊醫學，市面上能參考的資料十分有限，甚至可說是付之闕如。旅遊的目的不外乎是增廣見聞、促進身心健康等，若是因此發生意外或造成後遺症，絕對是得不償失。想成為背包客的小羽不免擔心，要快樂出門很容易，但是否能一路平安的回家？

離開台灣，異國環境跟飲食文化，難免令遊客有些不舒服的症狀。台灣四周有得天獨厚的海洋屏障，保護本島不受某些疾病，如狂犬病及瘧疾等的威脅。可是到了海外，免疫系統便要開始面對各式挑戰，對於當地的病菌，也會有水土不服的現象，若是能在出門前多一份準備，旅途中便能少一分風險。

「背包客遇到的健康問題相當多，有時還真讓人叫天不應叫地不靈。」小羽想起背包客的大老說：「小至腹瀉，大至威脅生命都有可能。所以出發前，必須先瞭解前往的環境是酷熱、嚴寒、還是乾燥？以及你要從事的活動，不管你是要登山、要潛水，都必須周詳做全盤考量。甚至是目的地有沒有什麼特別的傳染病？傳染途徑是什麼？是否要先打預防針？或是要帶什麼預防的用藥……每個細節都不能等閒視之。」

出發到埃及之前，小羽考慮再三，心想：背包客的特色，不就是要無所拘束的自由行嗎？行李太多、負擔太大，會絆住自由行的想法與腳步，若是為了防範疾病與意外，帶了一堆用不到的衛材，玩興多少會受到影響。再說，我又不是長得一副倒楣相呀！

吉薩，位於開羅近郊，小羽面對眼前的金字塔及人面獅身，

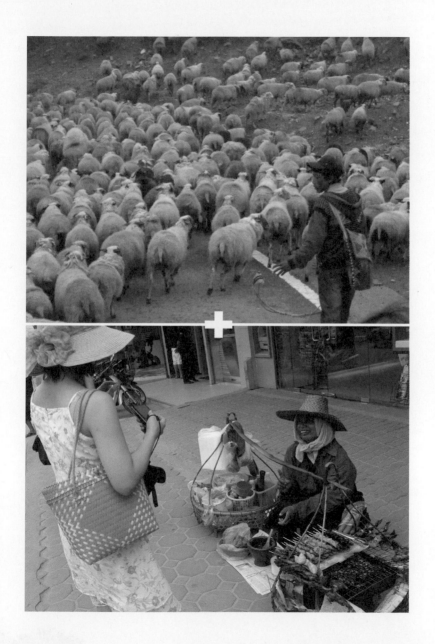

感動到說不出話來。心中不停吶喊：「我，終於親眼見證世界七大奇觀之一了！」

回想在台灣，自從看過「神鬼傳奇」電影後，神秘的金字塔，就不時蠱惑著來埃及實地看看。身邊的親朋好友都建議跟團，但團體行程不自由，價位也偏高。到網路上查詢，其實還滿多背包客往埃及跑，自忖能力不差，別人做得到，我也可以。就這樣憑著一股圓夢熱情，隻身來到了吉薩。看到魂牽夢縈的三大金字塔，第一次當背包客的忐忑不安也暫拋腦後。

「咦？幹嘛有什麼不安？」小羽啞然失笑地想起剛抵達開羅，便被動輒 40 度的高溫、及當地文化所震懾。例如：開在馬路上的公車，路線顯示，不是我們常見的阿拉伯數字，而且中途不停，當地人都是趁著減速時，「眼明手腳快」地上下車。

只有三線道的地方，當地人卻可以同時並行五輛車，而且車速還很快，但行人仍可怡然地穿越馬路……這對小羽來說，真是開眼界的新奇。

此外，觀光客總是吸引當地人的注目，甚至有些人會來示好，在不瞭解對方想法的情況下，小羽的慌亂是可想而知。

「不管了，都到了埃及，相信之後的行程會越來越順利。」

小羽整天都在吉薩金字塔區參觀遊覽，憑藉年輕的精力抵抗烈日，到了當地時間下午三點多。

「怎麼感覺有些冷，而且都沒有汗？」小羽這才發現身體有了異狀，趕緊到附近的速食店點杯飲料消暑，順便叫些餐點補充體力。稍事休息後，便覺今天行程有點心急，還是先回旅館休息吧！

回到旅館後，小羽頗為自得：「聰明，知道去知名連鎖速食店用餐。在那種店，總不用擔心衛生問題吧？」這念頭才剛閃過，肚子竟開始絞痛，差點連衝進廁所都來不及。

下午沒汗，現在可是汗如雨下，出國時很「鐵齒」又沒帶什麼胃腸藥之類的，一陣強過一陣的絞痛，小羽覺得自己四肢無力，

快昏死在馬桶上了。

　　什麼有的沒的念頭，蜂擁而至：不知道這腹瀉嚴不嚴重？會不會是中了當地的什麼傳染病？這當地的醫療，可不可靠啊？可是自己一口破英文，要怎麼跟當地醫生清楚溝通啊？

　　偏偏怎麼就忘了先抄下台灣在埃及的緊急救援處聯絡方式啊？小羽彷彿看見水果日報上的標題：台灣背包客 X 小羽，暴斃埃及、死因不明、待解剖驗屍……又慌又怕的小羽，只好拼著一口氣，跌跌撞撞的打電話回台灣喊救命，請台灣的家人代為聯絡，這才找到『外貿協會開羅台灣貿易中心』協助，結束小羽「埃及背包客之旅」的噩夢。

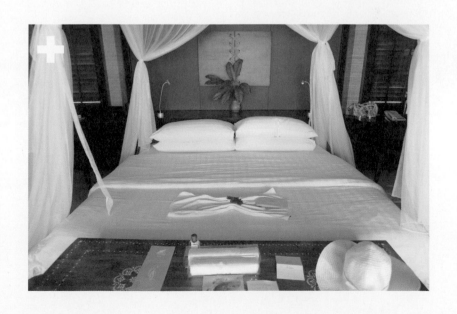

趴趴走報告

地球很大，遼闊到難以想像，很多人都會想親眼見證世界的美，參加旅行團是國內出國觀光客的大宗。不過有些人想在旅途中，增加些自由度或是刺激性，當個自由行的背包客，也是不錯的選擇。

更何況，旅行的回憶不光是當地自然風光或精采建築，印象最深的常常是與當地人民及異國風俗的接觸，而這些都是旅行團很難提供的。

為了避免落入「上車睡覺、下車拍照」的循環，台灣背包客的陣容是愈見龐大。旅行途中遇到醫療問題，一定是在所難免。旅行團有導遊、領隊甚至是同團旅伴可以幫忙，而背包客身旁的支援則薄弱許多。

不要跟健康拼運氣，要有充分的醫療準備

※ 確認目的地有無傳染病正在進行：

　　若有，且非去不可，先瞭解該傳染病之傳染途徑並切斷之（蚊蟲傳染→防蚊蟲叮咬；食物飲水傳染→避免喝生水吃生食……）。

※ 確定該地有無必要注射疫苗（如黃熱病、流行性腦脊髓炎等），若有規定而沒有帶注射證明，可能會被拒絕入境。

※ 可按需求，自行前往旅遊醫學門診施打疫苗，如流感疫苗、麻疹疫苗、白喉、百日咳、破傷風三合一疫苗。

※ 確認可能參加之活動，包括登山、潛水、滑雪等，攜帶相應之物品，如高山症藥物、防曬油、防雪盲之墨鏡、禦寒衣物等。

※ 根據之前的經驗，攜帶可能藥物，例如之前很容易暈車暈船，便可先準備暈車藥；有過敏體質，可以準備一些抗組織胺預備。

※ 可視體質，先準備些感冒或腹瀉藥物以備不時之需。

※ 抄下海外緊急救援處的聯絡方式。（詳見本書附錄）

※ 若有其他問題，可於出發前 4-6 週至旅遊醫學門診就診。

（文／方百涵）

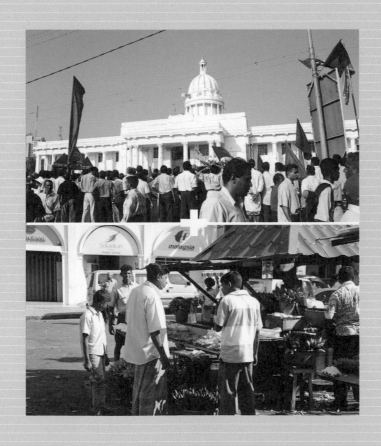

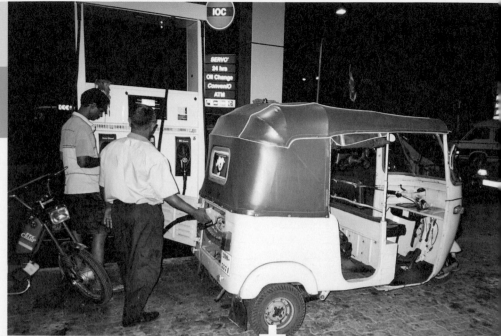

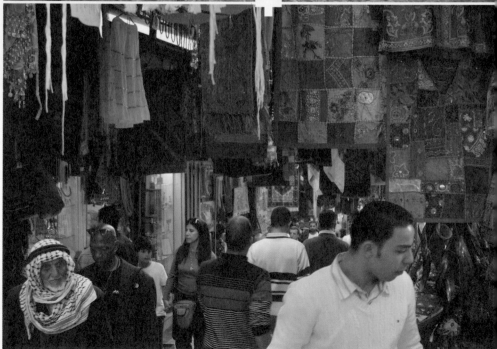

學費也不能白繳 / 商務客

很多人都認為，既然是此次出國目的為商務，當地有人接待，很多行程都不需擔心。

但是由於當地人，已經相當熟悉該地的環境，比如炎熱、寒冷、溫差、海拔高度、濕度等，且認為這是無須再贅言囑咐，來客自己一定會注意的，結果是商務客一到當地，便充滿了不適應。

阿偉是個初出茅廬的社會新鮮人，入行半年後，公司總算派給他的一個盼了很久的任務，便是親自到國外與客戶洽商業務。

「太好了！我的國際貿易長才，終於可以有所發揮。」為了不負公司的期待，阿偉將整個行程細細研究一番，這一趟旅程，必須先到以色列的耶路撒冷與客戶開會，回台灣的路上，順便到香港與另一名客戶會面，整個行程大約一週。

阿偉為了給公司好印象，除了要在此次業務拓展上好好表現之外，出發前仍孜孜不倦地拼手上工作，公司的前輩們都勸他，應該為出國時差做調整。

「養兵千日用在一時，可不是假的，年輕就是本錢，現在正是應該衝刺的時候，放心吧！」阿偉說得自信滿滿。

轉機到了耶路撒冷，對於日夜的溫差雖然已早有準備，但6小時的時差，正衝擊著阿偉：「奇怪？之前怎麼熬夜，第二天上班都沒問題，怎麼這回感覺很難集中精神？」

阿偉不但開會不順利，連客戶招待前往死海、伯利恆的參觀行程，都因身體不舒服只能放棄。但總不能白來一趟吧？阿偉只好自行到舊城區逛逛。可能精神不佳，注意力不好，不知怎地，竟然去招惹到野狗，在腿上被狠狠咬出多處傷口。在客戶協助下，

阿偉被即時送醫治療、還以防萬一地施打了狂犬病疫苗。

　　之後到了香港，同樣的時差問題又再次來襲，而且感覺更加嚴重，注意力無法集中的麻煩再度來襲，白天精神不佳、反應遲鈍、晚上也沒辦法陪客戶應酬。自知表現不佳的阿偉，疲憊不堪很是挫折，也只能黯然失望地回國覆命。

　　回公司後，除了回報開會情形，還得拿醫療證明，向行政部申請保險費用，阿偉這才發現，公司並沒有幫員工保任何旅遊意外險或醫療險，阿偉只好自行負擔。

　　「不經一事、不長一智，就當繳學費上堂課吧！」阿偉只好阿Q地安慰著自己。

　　「就當繳學費也不能白繳！」阿偉的女朋友芝麗，有些生氣的問：「你行前為什麼沒先與公司確認保險事宜？你不知道商務客的保險，有些公司為了省錢，打馬虎眼，隨便將就，遠不如背包客來得完善！」

　　「像我們公司，新人在職訓練就會教：別以為出國開會，大多在大都市，吃住方面，不會遠離飯店或公司，也不會接觸到當地較local的人事物，應該沒什麼水土不服的問題吧？錯！」

　　芝麗雙手在胸前打個叉：「如果出國考察可能的參訪之處，會到果園、茶園、礦場、林場，或可能需要上山下海、入森林闖雪地，甚至需要搭乘特殊交通工具，需準備相應物品，如高山症藥物、防曬油、禦寒衣物、防蚊液等，有行前備忘單之外，人事主管都會再特別叮嚀提醒。」

　　「唉，行前老王有跟我說，可預先調整生理時鐘，能貼近當地時間，一兩個小時也是很有幫助。甚至可以善用機上的時間休息，老王還交代，千萬不可以想說機上有免費酒，就給他喝到醉好睡覺，萬一發生靜脈栓塞，便會一路睡下去不必再醒來。」

　　「哼，不聽老人言，果然吃虧在眼前了吧？告訴你阿偉，同樣的時差，往東飛比往西的影響更大，這也是必須格外注意的。交際應酬的時候，如果是到聲色場所……」

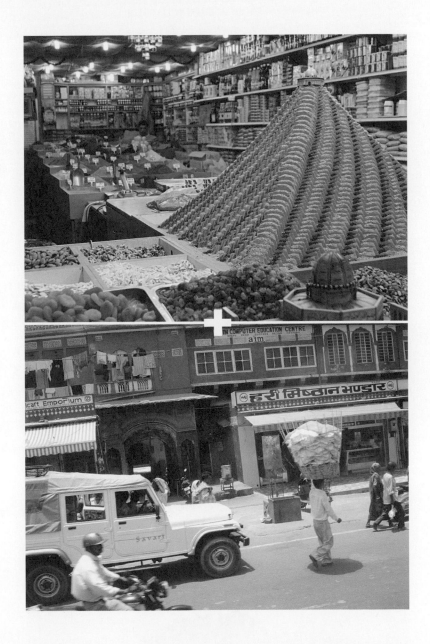

不等芝麗說完，阿偉趕快搶接：「保險套一定要隨身攜帶，省得日後的擔心與後悔！」眼看芝麗要翻臉，阿偉立刻嘻皮笑臉地打躬作揖：「家有河東獅，我皮在癢喔？」

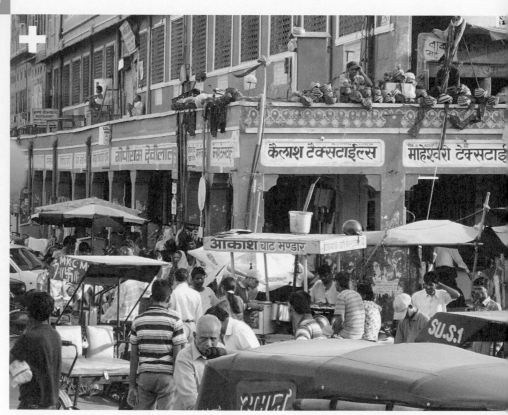

趴趴走報告

阿偉可能疏忽的醫療準備

※ 行前一定要預先與公司確認保險事宜，某些商務客的保險內容
　反而遠不如背包客完善。

※ 確認可能的參訪之處，甚至需要搭乘的特殊交通工具，以準備
　相應物品，如高山症藥物、防曬油、禦寒衣物、防蚊液等。

※ 可預先調整生理時鐘，能靠近當地一兩小時也是很有幫助。可
　將搭機期間的睡眠及活動列入適應計劃。但千萬不可利用酒精
　作為手段。至於藥物如褪黑激素，可與旅遊醫學門診醫師討論
　是否服用。

※ 同樣的時差，往東飛比往西飛的影響更大，必須格外注意。

※ 與客戶交際應酬時，若是到聲色場所，良好的自我防護措施，
　可減少以後的擔心與後悔

※ 若有其他問題，可於行前四至六週至旅遊醫學門診就診。

商務客 VS. 時差

　　一些商務客，常將各地食物的特色當笑話分享，例如：

　「去印度經商半個月，舌頭失去味覺近半年！」

　「常駐在斯里蘭卡，當地幫傭怎麼教，煮出來的菜，就是沒
辦法不辣。」

　　碰上這類情形，當然也伴隨著腸胃不舒服、甚至腹瀉……事
後說來輕鬆引為笑談，但當時必是相當掙扎，也是很有得受的。

　　餐飲之外，只要跨時區旅行，除非天賦異稟，不然必定會遇
到時差的問題。跟團旅行，還毋須擔心行程，有導遊領隊負責；
自助旅行，最多在原地多休息幾天或修改旅程以適應時差。

　　但商務客出國，經壓縮的行程不會有太多適應的時間，而且
到國外是為了工作，需要更高的專注力。若是要到各地洽商，甚
至會有三兩天，便需適應新時區的情形發生，能否順利地調整生
理時鐘，便成為商務旅行的一大課題。

（文／方百涵）

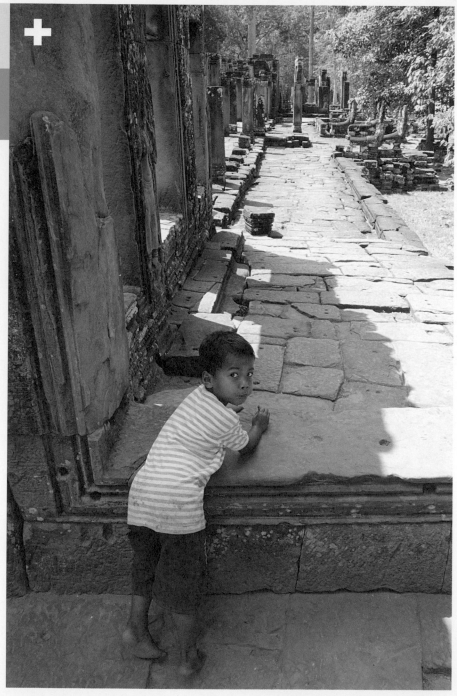

囝的飛行初體驗／孕婦與嬰幼兒搭機

雖然對於健康的嬰幼兒，飛行並沒有完全的禁忌，但仍建議至少 7 天大，甚至已接受完整的預防注射較理想。

產後一年半後，曉卉期盼已久的新手媽咪犒賞，京都賞櫻五天四夜之旅，眼看即將成行，懷孕、生子、哺育，一路走來的辛苦，都不算什麼了。

小明 1 歲生日後，曉卉就吵著要老公兌現出國度假的支票，極疼兒子的老公，卻說得振振有詞：「妳不知道喔？嬰幼兒的自然免疫力較低，所以應該等完整接受基本疫苗注射後，再出國比較理想，如果按照台灣的預防接種時程，小明至少要等 1 歲 3 個月後再說。還好妳不會想去非洲及南美洲的一些國家，聽說那些地區，須要事先接受黃熱病疫苗，沒滿 9 個月的小嬰兒，還不能去，因為疫苗要滿 9 個月才能打。」

曉卉一翻小明的「兒童手冊」要完成接種的疫苗，包括：卡介苗、B 型肝炎、白喉、破傷風、百日咳、B 型嗜血桿菌、小兒麻痺、水痘、麻疹、德國麻疹及日本腦炎等。為了小明的健康，只好暫緩一陣子再說。

要不是老公說溜了嘴：「有年假要趕快休完。」，讓曉卉逮到機會，二話不說的找旅行社、比行程、盯著老公買單，這「新手媽咪犒賞」，可能就會不了了之。

出發前一個禮拜，曉卉意外發現懷老二了，原本開開心心的跟老公報喜，可是曉卉老公有點傷腦筋的反問：「妳剛知道意外懷孕，又得沿路照顧小明，妳可以嗎？」

「可是錢都付好了，如果這次不去，有了老二，很可能兩三年後才能出國。你的犒賞，我要先落袋為安，才能算數。再說現在

小明，除了早晚的喝奶習慣之外，睡覺、吃飯、作息跟大人幾乎一樣，就去嘛！」

「你當初之所以選擇了環境衛生都還 OK 的日本京都，不就是要給你活潑、好奇的小寶貝，當作異國文化的初體驗？當爸比的，怎麼可以賴皮？」曉卉軟硬兼施。

登機當天晴空萬里，寒冷的冬天，已經開始接棒給微暖的春天，小明興奮的望著候機室窗外的忙碌機場，嘰咕不停童音童語的喊：「爸比，媽咪，ㄈㄟㄍㄧ，ㄈㄟㄍㄧ。」

「看你兒子興奮的，來對了吧？」曉卉逗著被老公抱在手上的小明，喜孜孜的。

飛機起飛了，小明開始皺眉頭又癟嘴，然後開始哇哇大哭起來。

曉卉忙從隨身包包裡，拿出小明最喜愛的兩個小玩具，可是這時卻失效不管用了，怎麼安撫，仍無法轉移他的哭的意志力。

前後左右乘客的眼光，讓曉卉夫妻窘迫不安，連給奶嘴都被小明吐了出來。

在飛行到一定高度，解開安全帶燈亮起後，旅行團領隊走過來：「有帶奶瓶嗎？有裝水嗎？可以讓 baby 吸一下奶瓶試試看。」

不知是不是哭到口渴，小明吸著吸著慢慢不哭，睜著眼睛咕嚕咕嚕東看西瞧。

「多謝幫忙喔！」曉卉老公鬆了一大口氣。

「那是因為飛機在起飛、降落時，我們的耳朵內、外的壓力差，會失去平衡，導致有些人會耳朵疼痛、耳鳴、頭暈、耳朵悶住的不舒服感。所以為了避免在飛機起飛、降落產生的耳朵痛，我們會建議讓幼兒吸著奶瓶、或請客人，不管大人小孩，試著吞口水、嚼口香糖來舒緩這樣的耳朵不舒服。」

「當領隊要懂得的，還真不少。」曉卉老公向領隊豎起大拇指。

不到 5 分鐘的安靜，小明漸漸對機位周邊的餐桌、雜誌、服

務鈴按鈕感到興趣，他重複的打開、關起餐桌，笑起來還不忘用腳蹬兩下，使前面客人厭惡的回頭：「管一下好不好？」

曉卉忙抽本圖畫童書，講起故事。

不到5分鐘，小明把目標轉移到椅背套裡的雜誌，開始抽出來，隨手翻完後，頑皮的看看媽媽，然後一本本的，丟到地上，還波及鄰座的老奶奶及年輕人。

「皮孩子喲！」老奶奶以諒解的眼光看看曉卉，將雜誌歸位：「帶太小的小孩出國，很辛苦呢。」

由於是賞櫻的旺季，旅行團的機位在後機廂，而且曉卉夫妻又是夾在中間的位子，在滿座的狀況下無法換位，好動的小明進進出出了好多次，讓曉卉老公對身邊的乘客很不好意思，終於機長廣播：「飛機即將抵達關西國際機場。」曉卉夫妻對看一眼，忙著將先換裝果汁的奶瓶，塞進小明的嘴裡……

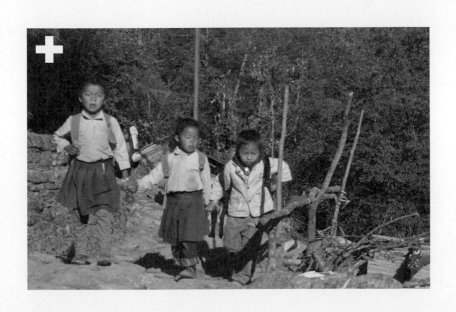

2 歲左右的孩童，專注力是約 5 分鐘，大小孩的專注力約 20 分鐘。

要抓住 2-3 歲小小孩的注意力，有時需要很大的創意，隨身攜帶孩子喜愛的圖書本、玩具、點心、驚喜遊戲，當然得加上大人 100% 的奉陪，是可以幫助消耗掉數小時的。3-4 歲的兒童，則可以藉由畫畫、簡易遊戲、機上影音設備，來自我娛樂。

小孩建議最好幾歲時才出國

大部分的航空公司規定：出生 7 天以上的嬰兒才可以上機，因為在機內的氧氣含量是海平面的 15%，擔心這樣的缺氧，合併嬰兒未成熟的肺泡，會產生負面的影響。確定有心肺功能異常的嬰、幼兒乘客，飛行旅途中，沒有準備額外的氧氣，可能無法承受長久的旅程。

如何輕鬆攜帶孩童出國

有些小方法幫助旅遊更順利：

艙壁的座位 Bulkhead seat，是家庭旅遊的好選擇，進出比較方便、前方沒有旅客、並且孩童可以在地板玩。最好提早電話預約訂位 (但不是每個航空公司都可以預約)。缺點是旅行袋一定要放在置物櫃，前壁上常掛有大螢幕。

把機上會用到的必需品放入背包，比如：尿布、換洗衣物、玩具、奶瓶、點心、空袋子等，而重要證件放入隨身攜帶小包包，方便取出。但注意攜帶太多件包包反而容易遺失。

能夠帶上飛機的管灌物品，會有限制，可以上網查規定，請參考台灣國際桃園機場全球資訊網 http://www.taoyuan-airport.com/chinese/index.jsp 中文版首頁：旅客指南，點選「違禁及管制品」。

※ 提早抵達機場，至少在建議的時間內再加上半小時，縮短報到的排隊時間。

※ 上廁所或換尿布安排在過關後及登機前會比較方便。

※ 帶上飛機的玩具或書本最好是無聲，不會去吵到其他旅客。

※ 旅遊伴隨一個幼兒最好帶一條背帶，當他哭時，背著他走動，方便活動、省力並且有效。

※ 機上也有兒童餐，可以先預訂。

※ 不要不好意思與空服人員求救。

孕婦在機上暴露的放射線會有傷害嗎

胎兒對放射線的暴露是特別敏感的，尤其是 8-14 週，這是胎兒腦部、及神經系統在發展的時期，懷孕時最好限制放射線的暴露。

美國聯邦航空總署 (Federal Aviation Administration) 建議整個懷孕的期間，不要暴露超過 1mSv，放射線的暴露，在不同飛行高度及時間會有所不同，但若以單次飛行的預估暴露量約為 0.01-0.05 mSv，因此影響不大，若對於以飛行為業或時常出國洽公的人，則另當別論。

懷孕想出國最好在哪個時期

美國產科暨婦科學院（the American College of Obstetrics and Gynecology）提議：

孕婦在第二個產期 (18 至 24 週) 旅行是最安全的，在這個時期的自發性流產、早產的發生率較低，以及孕婦的身心健康也是最理想的，除此之外，健康、單胞孕婦、甚至到 36 週都可以坐飛機。

每個航空公司對於孕婦飛行的規定不同，國際旅行限制於 32-35 週內，而國內航空可以至 36 週，最好在訂位時先與航空公司確定此規定，因為有些公司甚至需要附診斷書，尤其是 28 週後。

（文 / 徐微婷）

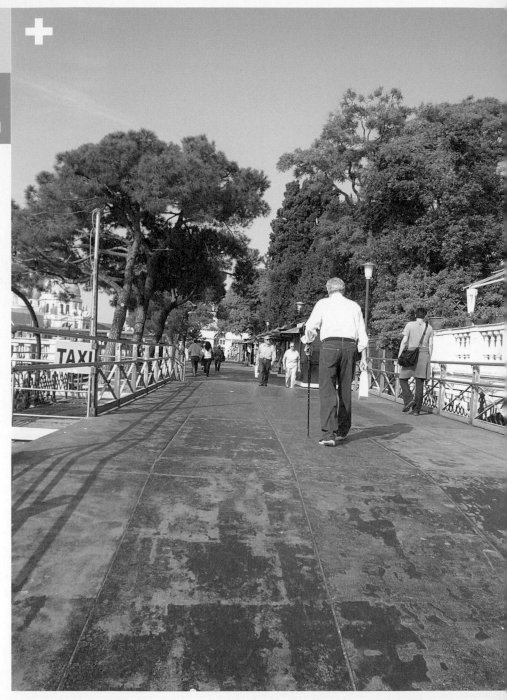

圓夢 / 老年與慢性病患的旅行

隨著人口的老化，國人慢性病比率的增高，愈來愈多慢性疾病長者，想在不影響疾病控制及旅遊品質的情況下，規劃遠行的旅遊活動。

若以是心血管、腦血管疾病高危險族群的糖尿病慢性病人為例，需在旅遊前、中、後做好萬全準備，方可享受高品質的旅遊活動。

李醫師將於二月前往南美洲巴西參加世界醫學會，除將於大會中進行口頭論文報告外，同時想藉二月過年長假，紓解一下平日緊張忙碌的情緒，委託旅行社安排了南美洲之旅，期間將順道探訪祕魯、玻利維亞、巴西等國古蹟名勝。

出發前，除了努力的將口頭論文報告資料反覆修改練習外，依據疾病管制局國際旅遊資訊的資料，前往旅遊醫學門診接受相關疫苗接種、及準備一些預防性用藥，經過萬全的準備後，終於踏上此跨越數個時差，多處轉機點的漫長旅程。

正當李醫師想藉助藥物，好好調整時差以免影響大會報告的表現時，此時傳來機長先生的廣播緊急求救：「尋找有醫護背景乘客！」

李醫師趕到需幫忙的旅客座位處，只見一位大約六十多歲的老先生，全身無力、頻冒冷汗的癱在座位上，眼神無助的望著李醫師，似乎想告訴他些什麼事，但卻又無力說出來。

職業本能及依據老先生年齡判斷，李醫師腦中迅速浮現幾個可能：腦中風？心肌梗塞？不，應是低血糖！

李醫師詢問身後焦急的領隊：「老先生有沒有什麼慢性疾病？」

領隊一時間給問傻了：「沒聽老先生沒說過呀？」

李醫師轉而詢問：「老先生，您有糖尿病病史嗎？」

已無力的老先生只能以眨眼示意，李醫師立即請空服員送杯果汁協助病人喝下。漸漸地老先生原本癱軟的身軀已能慢慢坐起，並由隨身行李中，取出目前服用的慢性病用藥給李醫師參考。

「謝謝醫師的幫忙！」老先生娓娓道來：「我是有慢性糖尿病及慢性腎臟病病史，這趟旅遊，是我退休後的第一次南美洲遠行，原本家人都不同意我出國，老伴也氣到不跟我說話。可我辛苦了一輩子，人生嘛，總該幫自己圓一次夢。」

李醫師問起：「老先生，那您的血糖機及超長效型胰島素，您都擱哪啊？」

「這倒是沒忘記帶，都放在託運行李中了。」

「不行的，這些東西，您要隨身帶著才好呀！裝在託運行李中，因機上行李艙溫度過低將使血糖機失效無法測量。不過您也別緊張，我等會兒會寫張注意事項給領隊，讓他也多費點心，幫您留意些。」老先生感激的雙手緊緊握住李醫師。

李醫師安撫一笑：「下回呀，您出發前 4-6 週，記得找旅遊醫學門診的醫師作諮詢，目的是讓醫師能更清楚掌控您目前血糖及慢性病的控制，有充足的時間，適度的調整糖尿病和其他慢性病藥物的劑量及使用方法，而且呀，醫師也會提供糖尿病，或其他慢性病病常見的旅遊相關問題，好作預防、避免併發症的發生、還有預防性疫苗的接種建議。」

看老先生和周圍旅行團團員聽得很認真，李醫師便繼續開講：「為了讓醫師旅遊諮詢內容，能依據您的旅遊行程作個別設計，您呢，最好能提供詳細的出發及到達旅遊地的時間、飛行時數、機上供餐狀況，包括有沒有提供糖尿病專用餐？或在飛機上吃幾餐等等，以便醫師依據時差，適度的教您如何調整藥物劑量。」

「謝謝醫師教大家這麼多，我可是受益匪淺，以後帶團，我一定要把旅遊醫學的觀念告訴客人，這樣就有更多不敢出遠門的

人，可以放心快樂的跟團出遊，四處趴趴走了。」領隊眨眨眼，
拍著李醫師的肩，高興的說：「一舉兩得，做好心又多客人，不
錯喔！」

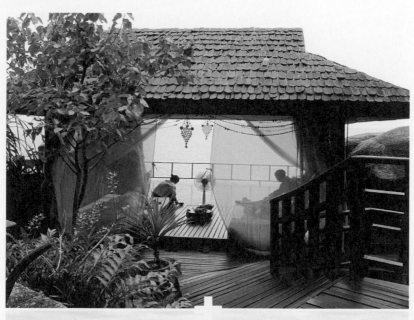

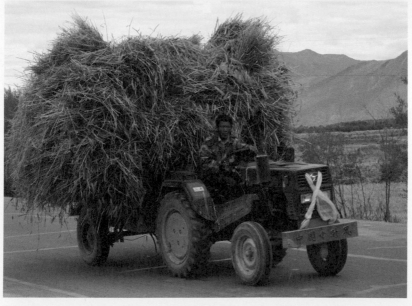

慢性病患旅遊前的準備

出發前，有不適合飛行的相關急性狀況及手術，例如：

※ 6 週內曾發生心肌梗塞。

※ 不穩定心絞痛。

※ 嚴重心臟衰竭無法代償、無法控制的嚴重高血壓。

※ 2 週內曾發生腦中風或接受開心手術、未控制的心律不整、嚴
重瓣膜性心臟病、嚴重氣喘等狀況，則須延後安排旅遊行程。

隨身行李的準備

若以有糖尿病的旅行者為例，於登機前都需確認行李中是否
準備了以下物品：

※ 醫師疾病證明書或病歷摘要：內容需記錄糖尿病控制情況及目
前使用藥物種類等，最好要以英文書寫並置於隨身行李中，以
便於緊急狀況產生時，第一線協助的人能更了解過去疾病史，
做出適當即時的處置。

※ 糖尿病辨識卡或佩帶糖尿病辨識手環 / 項鍊，或讓隨團的親友
或領隊知道您的健康狀況，以便能將您相關健康訊息提供給前
來協助的醫護人員。

※ 血糖機、血糖試紙、採血用具 (採血針、酒精棉片) 及備用電池，
並裝入隨身行李中，切記，不可裝在託運行李中，因溫度過低
將使血糖機失效無法測量。

※ 足夠、甚至比預定旅程更多天數的口服血糖藥量或胰島素量、
胰島素保冷袋 (以確保胰島素不變質)、甚至可攜帶升糖劑及注
射用具、心臟血管疾病緊急用藥，如 NTG 舌下含片等。

※ 簡單碳水化合物，如葡萄糖片、葡萄糖凝膠或糖果等，以便於
低血糖情況產生時能立即處理。

※ 複合碳水化合物，如早餐條、起司餅乾或營養棒等，以因應旅途中誤餐時的狀況，避免產生低血糖。

※ 常規胰島素、短效胰島素、或速效胰島素，以因應高血糖的緊急狀態。

※ 上吐下瀉之腸胃用藥，以避免因病情造成高血糖，或低血糖狀況。

※ 外傷用藥、抗生素或抗黴菌藥膏、繃帶及 OK 繃等，以避免傷口惡化影響血糖控制。

　　若有特殊活動如登高山，需請醫師事先評估您的慢性病控制現況，是否適合前往高海拔處旅遊？是否需事先服用高山症預防性用藥？並依您的健康狀況，如腎功能及肝功能狀況，來調整高山症預防性用藥的劑量，及評估與目前所服用的慢性疾病用藥，是否會互相干擾影響療效。

飛機上的調整

　　每 4-6 小時監測血糖一次，是糖尿病旅行者飛行中最基本的要求！

　　飛行中記得隨時補充不含酒精及咖啡因的飲品，並活動雙腿筋骨，以避免產生下肢靜脈栓塞的狀況。這對於有高血壓、高血脂等心臟血管高危險族群的旅遊長者，請特別注意。

　　一般若是南北飛行，或東西飛行小於 3 個時區的改變，藥物大抵不需因時差作調整；雖說往東飛行藥物需稍減量，往西飛行藥物需稍增量，但此原則不一定永遠如此，還需視飛行時間長短及機上供餐情況做改變。

（文／施綺珍）

第六章
地球村的疾病風險

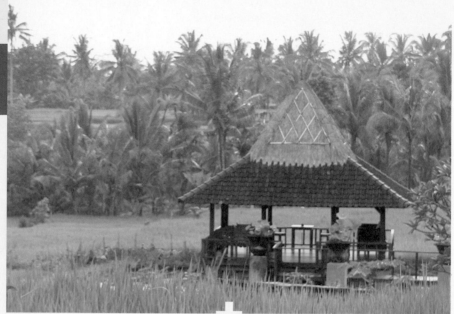

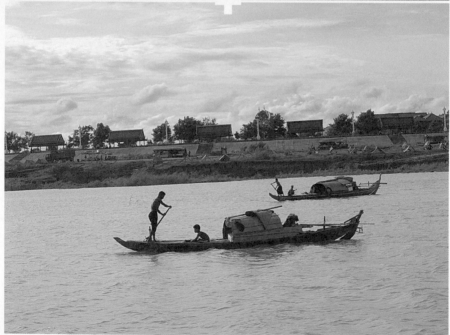

流行性感冒

　　藥物，並不能取代每年固定的流感疫苗接種，而藥物治療，必須在流感症狀發生起 2 日（48 小時）內服用藥物，才有最佳療效。

　　流感病毒分為 A、B、C 三型，其中 A 型與 B 型較易引起季節性流行。A 型流感，亦可感染人類以外的哺乳類與禽類，可能在其體內進行基因重組，發生病毒變異、而產生新的病毒亞型，引起全世界大流行。在 A 型流感病毒的亞型中，主要造成人類感染的病毒株為 H1N1 與 H3N2。

　　阿廣今年大四，再過半年就要畢業了。已經確定考上預官的他，心想畢業後沒多久就要報效國家去了，這次的寒假可就是最後一個可以出國瘋狂玩樂的機會。

　　畢竟將來退伍後，緊接著便是找工作，不像現在還是學生，而很多事情是在學生時代才有機會、才有衝勁去做。前幾年不就有部很熱血的國片，裡面的台詞說：「有些事現在不做，一輩子都不會做了」。

　　阿廣因此計畫了生平第一次的自助旅行，要效法電影「海灘」裡面的男主角，到泰國曼谷著名的背包客聖地——高山路，以及南洋的世外桃源島嶼，來個讓自己終身難忘的大冒險。

　　不過阿廣也不是個有勇無謀的莽漢，他找了兩個志同道合的大學同學，三個人雖然都沒有過自助旅行的經驗，但三個臭皮匠勝過一個諸葛亮，大家一起籌備協調，分工聯絡，終於把護照、機票、住宿跟當地交通都搞定了。阿廣彷彿已經看到南洋的椰子樹迎風搖曳，在跟他招手了。

　　「咦？阿廣你沒有打流感疫苗嗎？這個冬天的流感好像大流

行耶，新聞已經報導了好幾個流感併發重症死亡的案例了，你要不要出國前趕快去打一下？」同學好心提醒阿廣。

不過阿廣搖搖頭說：「安啦！那些變成重症的要不就是老的小的，不然就都是本來身體就不好的，像我這樣的猛男，不會被傳染的啦。而且之前那個政論節目不是都還說，打流感疫苗，可能會死掉、還是有什麼後遺症的，我看不打還比較安全咧。」

出發前幾天，阿廣還特別幫自己的家教學生多上了幾堂課，除了先補之後請假出國的課，順便也多補充一下自己的荷包，這樣到國外才能玩得盡興。因此，雖然好幾個學生都感冒咳個不停，阿廣依然面不改色，全力以赴地上課。

「應該不會那麼衰吧？我好幾年都沒得過感冒，不會在今年就破功的！」阿廣心想。

但事情總是人算不如天算，不像阿廣想得那麼簡單。

在飛往曼谷的飛機上，阿廣開始覺得特別累，連貌美如花的空服員都懶得看上一眼，全身肌肉關節也都開始痠痛，他心想是不是前一晚心情太興奮了，所以睡不好。也把頭痛歸咎於暈機的關係。不過在曼谷轉機飛往南洋小島時，阿廣已經精神不濟，舉步維艱，乖乖聽從空服員建議，戴上口罩。

而當到了小島，兩位沒同學愛的夥伴，雀躍地奔向大海懷抱的同時，發燒的阿廣，已經在沙灘上小木屋的床上被擺平了。南洋的椰子樹，真的迎風搖曳，在跟阿廣招著手，但阿廣此刻只能用噴嚏跟咳嗽回應了。

回到曼谷後，雖然在阿廣號稱的「猛男」強健體魄，及一些症狀緩解的藥物的幫助之下，噁心跟拉肚子的腸胃道症狀漸漸改善了，但還是讓阿廣吃了不少苦頭，只能眼巴巴地看著兩位沒同學愛的夥伴，大吃特吃道地的泰式料理，還不斷實況轉播：「到底有多美味、多好吃」。

度假的歡樂時光（雖然對阿廣來說是痛苦的）總是過得特別快，阿廣的病終於康復了，但 10 天的假期也就這樣過去了，阿廣

也只能對這南洋的風光揮一揮手，不帶走一片雲彩。

　　「我一定還要再來！到時候，我一定會先認份的、打好疫苗再出門的！」阿廣信誓旦旦、握緊雙拳說。

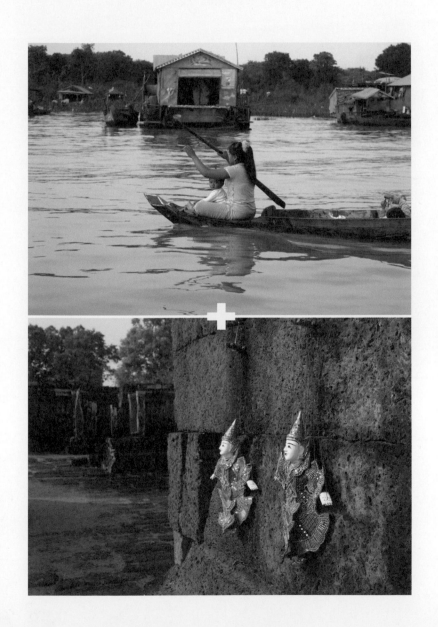

趴趴走報告

「流感」跟「感冒」有什麼不同

　　流行性感冒（簡稱流感），是由流行性感冒病毒所導致的急性病毒性呼吸道疾病，在台灣一年四季均可發生感染，流行高峰則在 12 月至隔年的 1、2 月份。

　　流感是透過飛沫、空氣或接觸傳染。潛伏期約為 1- 4 日。流感的症狀，與其他病毒所導致的一般感冒的症狀，不盡相同：

　　流感的症狀發生較突然，常見高燒、全身痠痛與關節疼痛，通常伴隨明顯的頭痛、疲勞與虛弱感，如同一般感冒也會有流鼻涕、喉嚨痛與咳嗽等上呼吸道的症狀，約有 10% 的感染者有噁心、嘔吐與腹瀉的腸胃道症狀，通常在 2-7 天內康復，但也有可能長達 1- 2 週。

　　可能的併發症為肺炎、腦炎與心肌炎，而老年人、貧血或免疫功能不全者，以及有心肺疾病、腎臟或代謝性疾病的患者併發重症的機會較高。

流感有沒有特效藥

　　流感的治療，主要是以症狀治療的支持性療法為主。

　　若患者為流感併發重症的案例，或為併發重症的高危險群，（如：孕婦、過度肥胖者、重大傷病或具心肺血管疾病、肝腎疾病、糖尿病之患者），或呈現危險徵兆（例如：呼吸急促、呼吸困難、發紺、血痰、胸痛、意識改變、低血壓等），則可服用抗病毒藥物，以預防或治療流感。

第一代的抗流感病毒藥物（麥斯克錠，成分為 Amantadine）只對 A 型流感病毒有療效，但副作用較多，也較容易產生抗藥性。較新的抗流感藥物，包括口服的克流感（商品名為 Tamiflu，成分為 Oseltamivir）與瑞樂沙旋達碟吸入劑（商品名為 Relenza，成分為 Zanamivir），可預防及治療 A 型與 B 型流感病毒。但由於流感病毒會持續變異，抗藥性的發生也是隱憂。

藥物預防並不能取代每年固定的流感疫苗接種，而藥物治療必須在流感症狀發生起 2 日（48 小時）內服用藥物，方有最佳療效。

打了流感疫苗就不會得流感嗎

預防感染流感最佳的方式，就是施打流感疫苗，但流感病毒容易產生變異，且每年流行的病毒株不一定相同，且疫苗的保護力效期短於一年。因此每一年都應該要接種流感疫苗。

65 歲以上成人與高危險群者尤其應該每年接種，以避免感染流感引起併發症。

接種流感疫苗後約兩週，體內的流感病毒抗體方可達到有效濃度。健康成年人接種過流感疫苗後，有 70% 至 80% 的保護效果，可降低感染流感的機率，但仍有可能感染流感，對其他病毒造成的感冒也沒有預防保護效果。因此施打過流感疫苗後，對個人的衛生習慣與預防措施，依舊不能掉以輕心。

（文 / 林詠青）

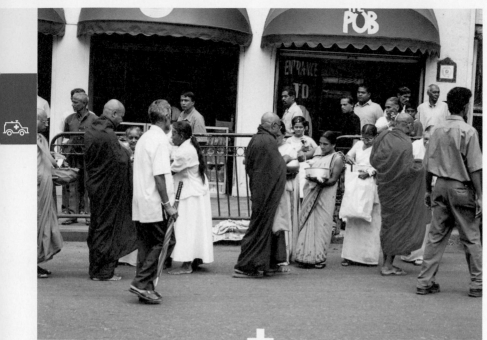

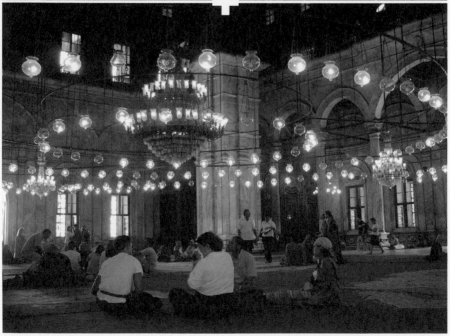

流行性腦脊髓膜炎

　　到麥加 (Mecca) 朝聖，是回教徒一生當中極為重要的事情之一。每年朝聖季節有來自 140 個國家，數以百萬計的教徒，聚集在小小的麥加城。擁擠的程度，遠勝於台灣最熱鬧的「媽祖生出巡」。

　　朝聖季節過後，世界各地常常會出現小小「流行性腦脊髓膜炎」群聚感染事件。發生這些事件的國家，有時候相隔數千公里遠，但是發生的時間點卻很接近；好奇的科學家就開始調查這些感染事件。經過仔細的追問這些群聚感染事件的源頭，發現他們都參加過同一個時期的朝聖。

　　這有趣的發現讓科學家們得到了一個假設：這些人士在朝聖期間彼此互相傳染，再帶回自己的國家，造成疫情爆發。為了追根究柢，透過跨國合作，科學家們更進一步的分析這些人感染的細菌菌株。而分析的結果，很驚人的直指出事實，如同科學家所猜測的，這些菌株的基因 (DNA) 完全一模一樣！

　　也就是這些人所感染的細菌是同一隻細菌，因此也間接證實了「朝聖」和「流行性腦脊髓膜炎」之間緊密的關聯。

　　回顧流行性腦脊髓膜炎的傳染途徑，飛沫傳染，的確與密閉空間和擁擠人潮脫不了關係。也因此，現在若要去朝聖，當地政府都強制要求：前來朝聖的教徒，必須出示效期內的流行性腦脊髓膜炎疫苗施打證明。

　　流行性腦脊髓膜炎的最高危險區為撒哈拉沙漠以南的流腦帶。特別是 12 月到隔年的 6 月乾季期間，因為乾燥、多塵土的氣候，容易引起疫情流行。所以在每年在這段期間到下列國家：貝南 (Benin)、布吉納法索 (BurkinaFaso)、喀麥隆 (Cameroon)、

中非 (the Central AfricanRepublic)、查德 (Chad)、科特迪瓦共和國 (Côte d'Ivoire)、剛果 (Democratic Republic ofthe Congo)、衣索匹亞 (Ethiopia)、迦納 (Ghana)、馬利 (Mali)、尼日 (Niger)、奈及利亞 (Nigeria) 和多哥 (Togo) 旅遊時,建議接受流行性腦脊髓膜炎疫苗接種。

　　雖然其他地區不像非洲流腦區每年都會有疫情流行,但偶爾也會發生局部性的群聚感染事件。所以出國前最好至衛生署疾病管制局全球資訊網 (http://www.cdc.gov.tw) 的國際旅遊資訊查詢目的地的最新疫情。

　　國內並沒有藥廠引進流行性腦脊髓膜炎疫苗,疾病管制局為了有需求的民眾,直接向國外的藥廠購入。免疫力在接種疫苗後 7-10 天產生,所以最好在出發前 10 天以前接受疫苗注射。目前現行使用的疫苗為效期 3 年的 4 價疫苗,2 歲以上可施打,僅預防 A,C,Y,W135 四型,無法提供 B 型的防護力,所以即使接種過疫苗,也不可以掉以輕心。

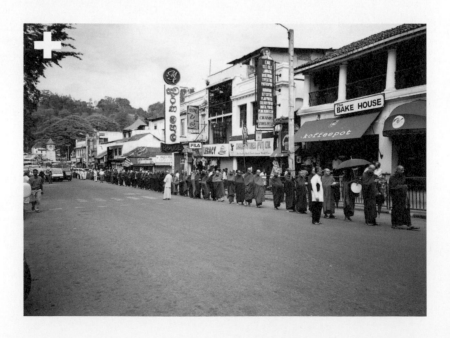

　　台灣地區的回教徒相對而言並不多，所以有朝聖需求的民眾其實是很少的。但是除了朝聖之外，流行性腦脊髓膜炎最嚴重的地區在非洲。一個位於撒哈拉沙漠南部的帶狀區域，簡稱為「流腦帶」的地區。這個地區每 10 萬人當中，超過 100 人，每年因為流行性腦脊髓膜炎而死亡。全世界其他地區的比例，大約是每 10 萬人當中 1-5 人。

　　流行性腦脊髓炎是個致死率很高的疾病，大約有將近 10% 的患者會死亡。它是由一種名為腦脊髓膜炎雙球菌（Neisseria meningitidis）的細菌所引起的感染性疾病。其實這隻細菌也是人體鼻腔和呼吸道內的正常菌種。

　　所以有學者認為它們是具有「帶原性」的。在一些特殊情況、或抵抗力較弱的狀態下，這些正常生長於人體的細菌，就會入侵體內引起感染。

　　腦脊髓膜炎雙球菌感染症，輕症的症狀與一般感染症或重感冒相去不遠，發燒、全身倦怠無力、肌肉痠痛、噁心嘔吐、頭痛和皮疹等等，臨床上往往難以辨別。但是若高燒畏寒合併出現頸部僵硬、意識狀態變化、劇烈的頭痛甚至發生癲癇時，就是腦膜炎的危險徵兆，必須立即就醫。

　　若是發生社區的感染，通常是因為人群長時間過度密集引發的。台灣偶有這一類的疫情事件，通常見於封閉擁擠的寄宿型學校。因此，在密閉空調的室內，如果人群眾多時，最好戴上口罩預防傳染。

（文／侯君穎）

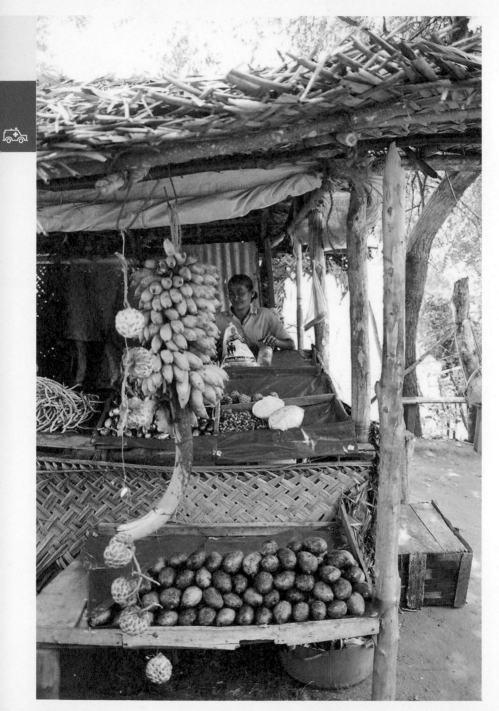

登革熱

登革熱的初期症狀類似感冒，因此容易忽略了初期診斷的重要性，也延誤了就醫時程，直到症狀很嚴重才送到醫院，有時會造成不可挽回的後果。登革熱沒有疫苗可以提供預防注射，而且目前也沒特效藥治療。

大明和阿芬是人人稱羨的新婚夫妻，大明自從研究所畢業後，進入知名電子公司擔任電腦工程師，工作至今算一算也有 7 年的時間了。由於工作能力傑出、且交際手腕高明，這次被長官賦予重任，前往印度考察兩個禮拜，當然吃住都由公司包辦。

得知這個消息後，大明回家跟阿芬說：「Honey！我們的蜜月旅行有著落了。」阿芬聽到這個消息也很興奮，當晚就拉著大明上網找尋印度的旅遊指南。

大明公司的人事主管，建議小倆口到大醫院做個旅遊諮詢，但大明認為之前旅遊都沒事了，何必又多花這個錢呢？到了要出發的前一晚，阿芬雖然興奮不已，仍然再次確認有無遺漏 check list 上的必備物品，無誤後便安心上床，儲備體力，好高高興興的展開夢寐以求的蜜月旅行。

下榻的飯店是間五星級連鎖酒店，阿芬心想：「要是能一直住在飯店裡有多好啊，天天有人照料三餐兼打掃，能體驗貴婦的生活真過癮。」當大明外出考察時，阿芬便在酒店內使用各種設施：健身房、SPA 按摩、蒸氣浴，為了完美的體態而努力，想在出遊時展現最美的一面給大明看。

為期 5 天的公事考察行程結束，大明和阿芬的印度探險正式展開。他們依序參觀了琥珀堡、風之宮殿、地下宮殿等令人難忘的美麗建築，最後一站抵達阿格拉，拜訪舉世聞名的建築 — 泰姬瑪

哈陵。

　　泰姬瑪哈陵座落在雅姆那河的河岸花園間，為蒙兀兒王沙賈汗，為其妻穆達茲瑪哈所建，總共動用工匠大約 2 萬名，費時 23 年才建造完成。樣式融合印度、波斯、中亞伊斯蘭教等風格。沙賈汗將早死的妻子葬於此處，在這位君王死後，後人將他與妻子同葬。

　　正當小倆口在即將結束遊覽的時候，阿芬說：「我怎麼開始覺得全身熱熱的，還會畏寒、全身筋骨都在酸痛？你摸摸看我有沒有發燒？」

　　「Honey，摸起來還好阿，是不是天氣太熱了？妳多喝點水吧！」

　　「我不僅覺得畏寒，肩膀、頭都好痛喔，老公，我是不是生病了？」

　　「我看我們還是先回酒店好了，休息一下，看看會不會好點？」

　　大明為了不讓嬌妻太累，決定先回酒店休息。當天晚上，阿芬的症狀沒有改善，反而發起高燒，而且全身痠痛的情形益加嚴重，整個臉脹紅的像關公一樣。折騰了一整晚，大明徹夜沒闔上眼睛陪在阿芬身旁，心疼老婆受苦。大明心急如焚，由於症狀到隔天依然起起伏伏，大明擔心當地的醫療不夠發達，急忙打電話向國內的醫師朋友求援。

　　「阿芬的症狀很像是流行性感冒，多喝水、多休息，加上一些症狀治療的藥物應該會改善。不過這些症狀也不能排除是登革熱喔，畢竟初期的症狀的確很像感冒，但是會持續較久且較嚴重；有的人甚至會有自發性出血、或是休克的症狀喔，建議你帶阿芬到當地的醫院就診，因為印度也是登革熱流行的疫區。」

　　由於症狀到隔天依然起起伏伏，大明擔心當地的醫療不夠發達，還是決定火速訂了機票，帶著阿芬回到台灣就醫。沒想到在機場通關的時候，阿芬被海關體溫監測器給攔了下來。

「小姐，您有發燒喔，您是坐哪一班飛機抵達的？」

「她是我太太，我們坐 XX 航空第 XXX 號班機從印度回來。」大明忙上前解釋：「她在印度當地，就有發燒、還有一些感冒的症狀。」

「請你們跟我到篩檢站，讓醫師幫你太太做進一步的診察。」

機場的醫師末了安全起見，將阿芬和大明直接送往醫院進一步檢查。到了醫院，當醫生做身體檢查時，發現阿芬兩小腿都起了點狀的疹子。

「小姐，你的疹子出現多久了？」醫生仔細的問。

「咦？我怎麼之前都沒有發現啊？應該是今天才出現的吧？」阿芬有些慌了。

「小姐，我懷疑妳可能是感染了登革熱，所以我們必須抽血送檢察，並且通報疾病管制局。」醫生說得一本正經。

阿芬經抽血診斷，證實為境外移入的登革熱個案。在住院觀察 3 天後，症狀穩定許多，燒退了，疹子也慢慢消失，所幸並沒有出現嚴重的併發症。

「你們今天可以出院了，下禮拜要記得回診喔！」醫生特別叮嚀提醒著。

出院時，阿芬挽大明說：「這個蜜月旅行，付出的代價真大呀，還好有驚無險。」

大明有些後悔的說：「早知道就聽人事主管的建議，他到底是見多識廣，在出國前，一定要去醫院，做旅遊醫學諮詢才行，同樣的錯誤，一定不能在犯一次了。」

趴趴走報告

目前登革熱，並沒有疫苗可以施打！

登革熱的症狀

登革熱是一種發病率高，傳播快，且病程短的疾病。潛伏期 2-15 天。臨床表徵，可以從無症狀 (或稱為無症狀感染)、或像感冒一樣，或是最嚴重的如出血性登革熱、甚至休克。有明顯症狀的登革熱主要分為典型性登革熱、登革出血熱及登革休克症候群。

典型性登革熱症狀包括：

※ 突發性高燒，且可能持續5-6天、伴隨著畏寒、頭痛、四肢痠痛、
　骨關節痠痛、肌肉痛、背痛、後眼窩痛、畏光、虛弱及全身倦怠。

※ 有些則有臉部潮紅、眼皮水腫、結膜充血、味覺改變、噁心、
　嘔吐、食慾不振及肝腫大，但脾腫大則不常見。

發燒及全身症狀約 3-4 天後消失，一部份人會在體溫下降後再度上升，形成像馬鞍狀的體溫曲線，在發燒後期可能會出現出血斑，尤其常見於下肢。有些人在第 3、4 天短暫出現疹子，有時會引起全身發癢。一些較少見的症狀則包括喉嚨痛、相對性心搏過緩、腦膜炎等症狀及大腦病變等。患者的檢驗數據大多呈現白血球、血小板低下、肝指數上升之情形。

登革出血熱及登革休克症候群，為較嚴重的登革熱臨床表徵。潛伏期與初期症狀與典型性登革熱類似，在發病 2-5 天後病情惡化，有自發性出血現象，如牙齦出血、皮下出血、消化道出血等。另外，可能出現血管通透性明顯增加的證據，如低蛋白血症，肋膜或腹膜積水。更嚴重時甚至有休克的狀況。

若有上述的症狀，旅遊行程參加過中南美洲陽光森巴之旅，馬雅文明探索，非洲草原動物奇觀之旅、印度古文明朝聖、東南亞陽光海灘水上活動之旅；或者本身住在疫區（台灣本島南部，夏季時為流行疫區），務必前往醫院就醫。

　　醫師若懷疑為登革熱個案，會依第三類法定傳染病通報疾病管制局，目前並無特別有效的治療方法，而是採取支持性療法。預防被蚊子叮咬，是最重要的，比如：

* 外出時，穿淺色長袖、長褲衣物，身體裸露的部位可擦防蚊藥膏或噴防蚊液。
* 住在有紗門、紗窗且衛生設備良好的房子。
* 睡覺時可以噴殺蟲劑或點蚊香。最好使用蚊帳，檢查蚊帳是否有破洞，蚊帳內是否有蚊子。

防蚊液的相關知識

※ DEET（敵避、待乙妥）仍然是現今最有效且最被廣泛使用於驅蚊的成份。一般來說，較高濃度的 DEET 能提供較持久的防蚊保護，WHO 建議針對兩個月大以上的孩童及成人可選用 ≦ 50% 濃度。

※ 須依產品標識的說明使用，如距皮膚或衣物 15 ～ 20 公分處直立噴灑，而 DEET 可噴灑或塗抹於裸露皮膚及衣服上，但注意不要將防蚊藥品塗抹於傷口、發炎或溼疹的皮膚。

※ 市售天然或植物提煉的防蚊藥品並無法和 DEET 成份之效果持久及廣泛使用相提並論，效果頂多幾分鐘到兩小時。

（文／朱家緯）

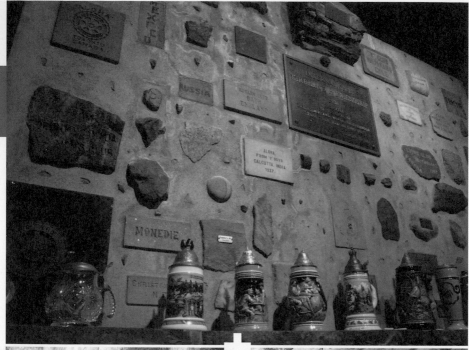

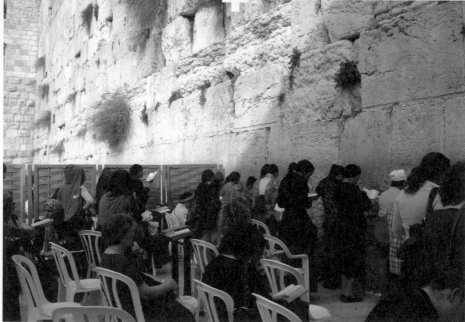

黃熱病

　　「黃熱病疫苗」」，是唯一受到「國際衛生規範」所要求進出疫區旅客必須接種的疫苗。黃熱病是一種病毒引起的出血熱，初期的症狀和一般感冒難以區分；但是如果發展為重症，致死率可以高達 20-40%。

　　黃熱病的疫區，主要在非洲熱帶地區、中美洲及南美洲北部雨林地區，最近流行的「觀賞動物大遷徙之旅」、或是「亞馬遜叢林之旅」的行程範圍。都涵蓋在黃熱病疫區內。雖然亞洲地區還沒有黃熱病的本土病例報告，可是因為具有傳染黃熱病與登革熱能力的埃及斑蚊遍佈，將來有沒有可能蔓延到亞洲地區仍是個未知數。

　　19 世紀的拉丁美洲，在經歷了將近一個多世紀的歐洲殖民統治之後，原住民想要獨立的民族意識逐漸高漲。

　　在這樣的氛圍下，大大小小的戰爭和衝突在所難免。不論哪個年代的戰爭，士兵與將軍最怕的就是「瘟疫」。疾病不但會影響士兵的生命安全，也會削減他們的士氣。歐洲殖民國的軍團們到達人生地不熟的中南美洲土地，炎熱的氣候和水土不服造成各種疫病盛行。當中有一種快速致人於死的高燒出血性疾病，被稱為「美洲瘟疫」，大大的困擾著軍醫和微生物學者。

　　當時一位名為華特・里德的軍醫，懷疑蚊子是傳遞黃熱病原的媒介。但是如果要證實蚊子是傳染的媒介，必須進行人體試驗，因為只有人類才會感染黃熱病。最終實驗的結果證實埃及斑蚊的母蚊就是攜帶病原的媒介。

　　不只如此，華特・里德同時還有其他重要的發現，例如病患在發病後前 3 天才具有傳染力、而斑蚊的傳播感染能力可長達 2

個月之久、被傳染後到發病的潛伏期約 3-5 天、患病之後，若有幸痊癒，可獲得抵抗力，同時也證實黃熱病的病原，是比細菌還要小的病原體（當時的人們並不知道病毒這種微生物）。

這項偉大的實驗成就，讓為了「美洲瘟疫」所苦的人類，知道如何預防黃熱病。防蚊是基本措施，再來就是滅蚊運動。在死亡率接近 20% 疫情嚴重的古巴哈瓦那地區，只是睡覺掛蚊帳這個簡單的動作，就讓肆虐了一百多年的黃熱病在短短 3 個月後銷聲匿跡！

這個斐然的成就，也促成了幾年後巴拿馬運河順利完工，因為之前法國嘗試建築巴拿馬運河時，工人就因為嚴重的黃熱病疫情，不得不放棄巴拿馬運河的開鑿計劃。

時至今日，我們不僅知道防蚊是黃熱病預防的第一道防線，還有效果良好的疫苗可接種，比起一兩百年前的人們幸運許多。只是我們尚未發展出可以治療被黃熱病病毒感染的方法，若不幸在沒有免疫力的狀態下，被帶原斑蚊叮咬而感染，死亡率仍然和古人一樣高！所以預防勝於治療這句話，用在黃熱病上面再恰當不過了！

黃熱病病毒和登革熱病毒同樣都是由埃及斑蚊所傳播。因此黃熱病的症狀與登革熱有許多類似之處：突然發生的高燒畏寒、全身肌肉疼痛、虛脫、噁心嘔吐…等，但是黃熱病的危險度卻是大於登革熱的。

如果出現黃疸的症狀，要考慮是否是重症病患。黃熱病和登革熱重症一樣會有出血的症狀，如全身出現淤青般的出血點皮疹、牙齦流血、腸胃道出血，最後引起肝臟腎臟的器官衰竭致死。

但是黃熱病與登革熱最大的不同點，在於病毒躲藏的地點，黃熱病毒平時是躲藏在叢林的猴子體內，經由病媒蚊叮咬帶原猴後再叮咬人類造成傳染。所以疫情的爆發通常是開始於靠近叢林

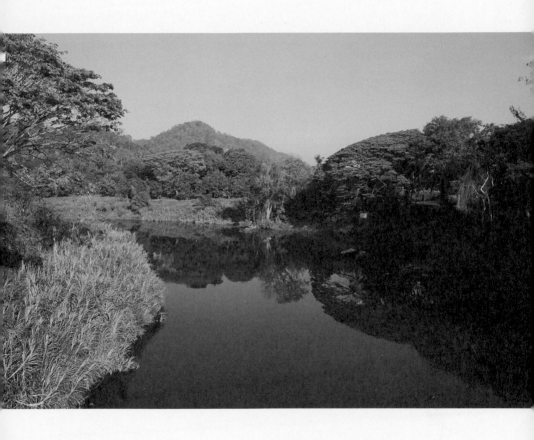

的偏遠鄉村，稱為「叢林黃熱病」。但是若受感染的人類數量累積到達一定程度，埃及斑蚊也是可以造成人傳人的情形，這時候疫情就有可能在城市爆發，稱為「都市黃熱病」。

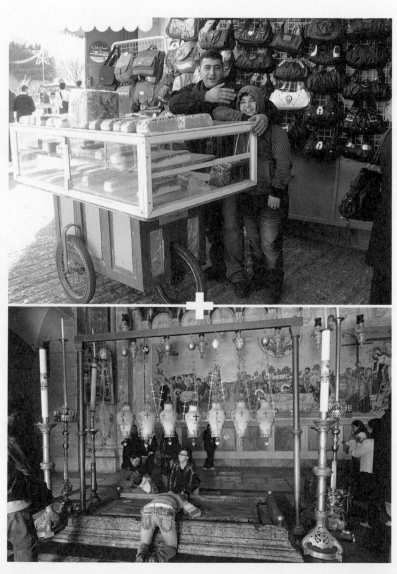

大部分國家，對於來自黃熱病疫區的旅客，即便只是轉機經過，都會要求出示施打過黃熱病疫苗的證明。有些國家則是要求「所有」入境旅客都要出示證明。

所以如果去非洲、中南美洲多國旅行，或是經過這些地方轉機時，最好事先備妥疫苗證明。只有入境海關會要求檢查證明，所以疫苗證明最好都跟護照收在一起。

黃熱病疫苗

黃熱病疫苗的效果非常的優秀，可以提供至少長達 10 年、將近 100% 的保護力。黃熱病疫苗如同麻疹、德國麻疹、腮腺炎疫苗一樣，為一種活性疫苗，因此孕婦以及嬰兒不能接種。一般來說，9 個月大以上的嬰幼兒就可以接受疫苗接種，但是考量到瘧疾的問題，因為黃熱病與瘧疾的疫區重疊性極高，若非必要，盡可能避免讓孕婦和幼兒前往這些地區旅行。

有些人在接受黃熱病疫苗接種後，會有類似感冒的反應出現，例如全身倦怠、肌肉痠痛、微燒…等等。這是免疫系統的正常反應，不需要太過於驚慌。雖然文獻有記載，曾經有人施打黃熱病疫苗後，產生嚴重的腦炎和神經系統疾病，但我國自從開始提供黃熱病疫苗施打以來，從未發生過任何一個嚴重不良反應的案例。黃熱病疫苗是由雞蛋胚胎所製造，所以如果對雞蛋有嚴重過敏反應，如休克等的人，也不能接受疫苗接種。

相關的資料，以在疾病管制局網頁的「國際旅遊資訊」皆可獲得。
http://www.cdc.gov.tw/sp.asp?xdurl=travel/travel00.asp&mp=1&ctNode=1553

（文／侯君穎）

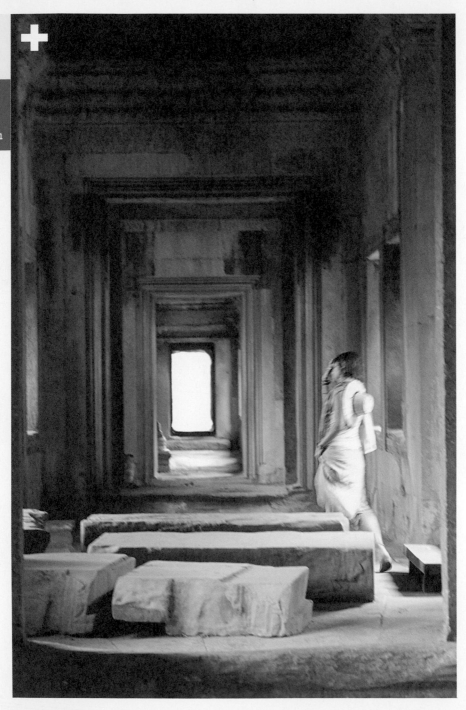

A 型肝炎

　　A 型肝炎病毒遍佈全世界，在中南美洲、非洲、中東、亞洲與西太平洋地區等，衛生環境較落後的國家流行。

　　全世界大概只有美加地區、歐洲一些國家、紐澳與日本是比較安全的。因此一些市面上熱門的旅遊路線，例如文明古國的探索之旅，東南亞的親子行等，都應該要注意 A 型肝炎的預防。

　　34 歲的小林是單身的竹科工程師，雖然每天埋首於單調的電子零件中，但對於歷史人文卻有濃厚的興趣。

　　這次趁著休假，小林計劃了四大文明古國的印度，並參觀世界七大建築奇景之一的泰姬瑪哈陵。一路上入境隨俗吃著當地的食物，想要體驗當地的人文風情，對重口味的小林來說，蒙兀兒的烤肉、肉丸、和豐富多樣的咖哩菜色，及坦都里烤爐炸雞，樣樣風味絕佳，都是小林非常喜愛的伊斯蘭教料理。

　　沒想到在結束二週的印度自助之旅後，突然出現持續兩三天的噁心嘔吐、沒有食慾、上腹輕微疼痛、甚至發燒，起初以為是吃壞肚子，但隨著尿液顏色漸漸變深茶色，眼白泛黃，且全身倦怠不適的情況越來越嚴重，只好趕快到急診室就醫。

　　急診醫師抽血檢查發現，小林的肝功能指數 GOT、GPT 竟都飆上千，幾乎是正常的三十幾倍，而且血液和尿液的膽紅素都出現明顯異常，進一步檢查發現，A 型肝炎急性病毒抗體呈現陽性。醫師告訴他：「這是急性 A 型肝炎，而眼白變黃、與尿液變深，就是所謂的黃疸，應趕緊住院。」

　　被嚇到了的小林，難以置信的追問：「我怎麼可能會被感染呢？」

在醫師知道小林的出國行後，告訴他：「依據世界衛生組織估計，每年全球 A 型肝炎病毒感染新增病例約為 140 萬人。每個月在前往開發中國家的旅客，有注意飲食衛生者有千分之三的人感染到 A 型肝炎；而暴露在不潔的飲食者，會有高達千分之二十的機會感染 A 型肝炎。」

「天呀，那到這些地方的旅客，豈不是防不勝防，風險很高了？」

「A 型肝炎是經由糞口傳染，最常見的傳染方式為受感染者在如廁後未將雙手洗淨，之後接觸到食物、他人的手或口，而將疾病傳染出去。」醫生提醒小林：「A 型肝炎病毒的潛伏期約 28 天，發作時常見突發性發燒、食慾不振、腹痛、噁心、疲倦等症狀，並在數天後出現黃疸，就像你這樣。」

小林沮喪的沉默著。

「A 型肝炎疾病隨著年齡不同而有不同的表現，比方孩童受到感染大多沒什麼症狀，成年人則可能會有類流感的症狀。一般來說，感染了 A 型肝炎的人，必須要有突發的明顯症狀才會被診斷出來。但許多感染並不出現臨床症狀，或者症狀輕微且沒有黃疸，大多會在 2 個月內自然痊癒，不會變成慢性肝炎。A 型肝炎的死亡率低，約千分之一，通常死亡情形多半為猛爆型肝炎。」

「能治得好嗎？」小林覺得一片灰暗。

「A 型肝炎沒有特定的治療方法，只能一般性支持治療。」醫師告訴小林：「還好這次沒有進展到猛爆性肝炎，而 A 型肝炎，其實只要在出發到印度前，先到旅遊醫學門診打疫苗，就可以預防疾病的發生。」

小林不禁感嘆：「原來出趟國，行前也是有健康自我保護的功課要做，只是絕大部分的人，大概都不清楚吧？」

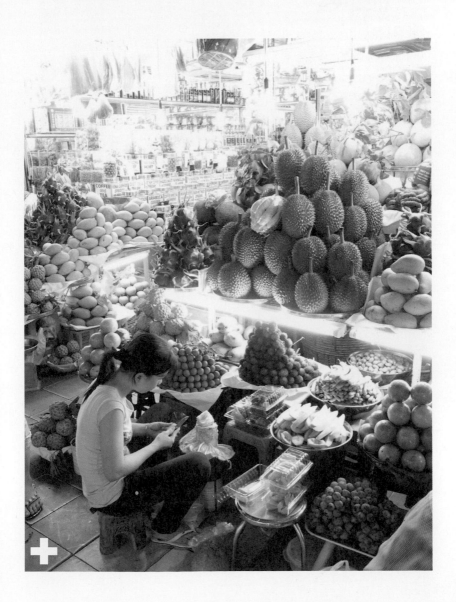

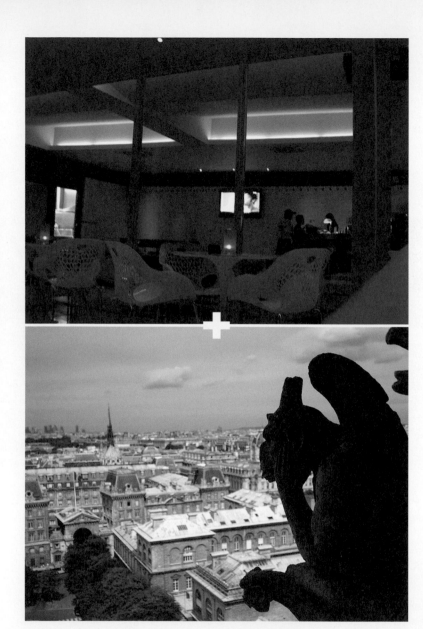

到哪些國家旅遊可能會被傳染 A 型肝炎

A 型肝炎，是世界上最常見的急性病毒性肝炎，在過去或在開發中國家，由於環境衛生不佳，成年人多半具有免疫力，因此很少爆發流行。然而，因世界上許多地區環境衛生狀況逐漸改進，很多年輕人，並未染過 A 型肝炎病毒，以至於染病機會增加。

如何預防 A 型肝炎

要預防 A 型肝炎病毒感染，除了注意環境衛生、個人衛生、安全飲水及食品衛生外，接受疫苗施打也是很重要的。

A 型肝炎疫苗是不活化疫苗，目前有兩種，分別是：VAQTA 和 HAVRIX，兩種疫苗的效果相當，且都以 18 歲區分為兒童型及成人型疫苗。在注射第一劑的 4 週內，兩種疫苗都可以使超過 95% 的成年人及 97% 的兒童青少年產生抗體，在注射第二劑後，則可達到 20 年接近 100% 的保護力。目前建議施打兩劑，採肌肉注射，第一劑與第二劑時間間隔為 6-24 個月。

所有 12 個月以上未滿兩歲的孩童都建議全面施打 A 型肝炎疫苗。至於成年人可先抽血檢驗 A 型肝炎抗體，若沒有抗體可施打。此外有感染危險因子者，如同性戀、毒品濫用者、與感染者有接觸者建議施打，欲前往 A 型肝炎盛行地區的國際旅客也應施打。

如果本身已有慢性 B 型肝炎或 C 型肝炎的疾病，或其它有慢性肝臟疾病的成年人，不論是否前往 A 型肝炎盛行的國家，也建議施打 A 型肝炎疫苗，能對肝臟多一層保護。

孕婦的施打目前雖無證據顯示其安全性，但在暴露於危險因子的孕婦，仍建議施打疫苗。

疫苗的副作用包括接種部位可能有紅、腫、疼痛情形，偶有發燒、倦怠、食慾不振，通常 1-2 日會自行緩解。正在發燒者、一歲以下的嬰兒、對第一劑 A 型肝炎疫苗發生過敏反應者，應避免施打第二劑。　　　　　　　　　　　　　　　（文 / 黃偉新）

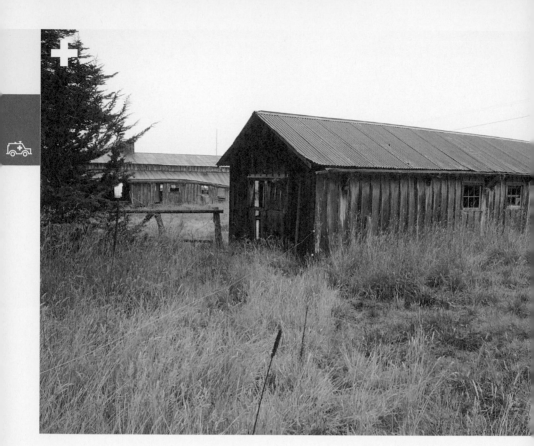

B 型肝炎

> 　　不管是否要旅行，對於 B 型肝炎帶原者個人，及其親密伴侶，建議要做相關檢驗及疫苗注射；或者其親密伴侶應先驗血，以確定是否有 B 型肝炎保護力 (即 B 型肝炎表面抗體陽性)，若無、則需要接種疫苗。

　　林小媛是 27 歲的上班族，男朋友陳先生是 B 型肝炎帶原者。在得知陳先生是 B 肝帶原者後，林小媛便接受了成人 B 型肝炎三劑的疫苗注射。

　　濃情蜜意下，兩人計劃半年後，要喬出年假，一起到東南亞地區旅遊。因為聽說那邊是肝炎的高風險地區，林小媛頗有危機意識，想要了解出去旅遊之前，該注意些什麼？特別是已經是帶原者的陳先生。

　　在旅遊醫學門診時，醫師建議陳先生：「應該先驗血看是否對 A 型肝炎有抵抗力？如果沒有，要打 A 型肝炎疫苗，以避免 B 肝帶原者同時又被 A 型肝炎感染，容易引發猛爆型肝炎。」

　　另外醫師也提醒陳先生：「應該至少每半年，追蹤一次 B 型肝炎的抽血檢查，每一年，接受一次腹部超音波追蹤檢查。」

　　幸好林小媛有警覺到，東南亞國家是 A 型肝炎和 B 型肝炎的高風險地區，讓醫師也刮目相看。門診醫師談起：「到這些地區旅行，更應該先確定自己有沒有相關肝炎的保護力，也就是大家說的抗體；若是沒有，應該及早完成疫苗的注射，使身體產生足夠的保護力；即便如此，到達當地以後，還是要注意避免血液以及體液的接觸。例如避免在當地刺青，紋眉或穿耳洞，也要避免危險的性行為發生。」

趴趴走報告

台灣是 B 型肝炎的高盛行率地區。多數成年人感染過 B 型肝炎，其中有 15%-20% 為帶原者，這也是台灣肝癌死亡率居高不下的最主要原因。

B 型肝炎與肝硬化、肝癌等病變相關性極高，台灣又是高盛行率的地區，因此大家對 B 型肝炎的預防知識不可缺少；若是已成為慢性帶原者的民眾，更不可以對此疾病掉以輕心，應該與專業的醫師配合，定期追蹤檢查，以達到早期發現早期治療的目的。

出國旅遊散心固然開心，但出門前的準備功課不可少，該注意的預防傳染事項還是要小心，才能快快樂樂的出門，平平安安的回家。

旅行中預防 B 型肝炎傳染的方法

※ 旅途中，避免不必要的打針 (包括針灸)、注射、或是輸血。
※ 不和別人共用牙刷、刮鬍刀和指甲剪等個人衛生用品。
※ 避免接受未經消毒的儀器進行紋身、紋眉或是穿耳洞的行為。
※ 避免危險的性行為。

雖然難得到國外去旅行，難免會想嘗試不一樣的新鮮事物；但是若是一時的冒險刺激換來的是嚴重的健康傷害，那真是一件得不償失的事情。

Ｂ型肝炎疫苗接種時程

第一次接種疫苗的成人，應在半年內施打3劑，例如：第一劑在3月施打的人，第二劑及第三劑分別應該在4月以及9月施打。

疫苗之禁忌症以及不良反應

Ｂ型肝炎疫苗之施打禁忌症：曾經對Ｂ型肝炎疫苗過敏者；急性中重度（發燒性）疾病；曾對酵母菌類製品產生過敏性休克者。

不良反應大多非常輕微，最常見的是注射部位局部痠痛，或者是有輕微發燒的情形；全身性或是嚴重性的不良反應則非常罕見，機率小於萬分之一，是既安全又有效的疫苗。

（文／梁倪佳、徐慶玶）

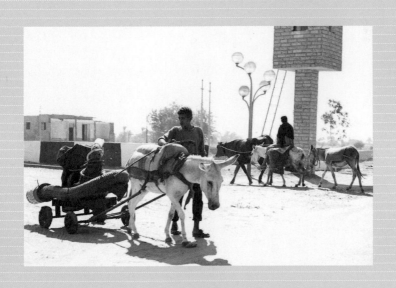

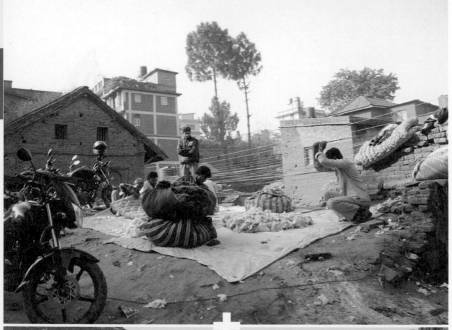

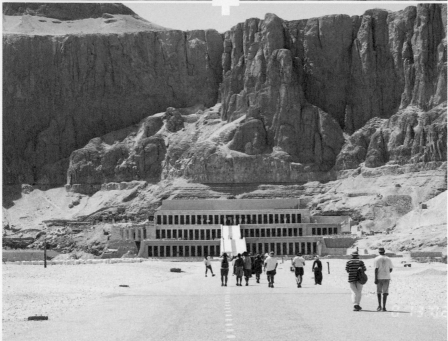

狂犬病

台灣是世界上少數狂犬病非疫區的國家，但隨著近年來國人出國旅遊風氣旺盛，尤其是在寒暑假期間，更常常是全家大小出動。

在外旅遊期間，應避免孩童逗弄動物，而不慎被咬或抓傷感染狂犬病，若被動物咬傷，也要做好傷口處理及進行必要的疫苗注射。

峇里島的 Villa 是休閒渡假的聖地，從事保險工作的陳先生和妻子，已經不只一次前往峇里島旅遊。他們常利用 4-5 天的假期，兩人便可成行，享受不同的豪華 Villa，看著海天一色的美景，舒服地洗滌工作留下的壓力與疲勞。

這天傍晚時分，熱愛攝影的陳先生，在海邊拍攝海岸懸崖，海岸邊到處都是野生猴子，三三兩兩聚在路邊。突然其中一隻猴子衝過來，抱住陳先生穿的拖鞋，陳先生沒來得及鬆開腳，猴子竟然咬了陳先生右腳大拇趾。

「這些猴子都是野生的，搞不好帶有病毒。」陳先生看著自己滲出血來的腳趾，不由得緊張起來。

本來該是放鬆一下的出國旅遊，卻意外被狂犬病疫區的野生動物咬傷，所幸陳先生機警的在當地立刻就進行了傷口處理，注射了狂犬病疫苗。當地醫生也給了陳先生一張卡，記錄著後續預定注射疫苗的時間，陳先生才知道原來狂犬病疫苗要打五劑，回到台灣後趕緊跟疾病管制局聯絡，詢問到有注射狂犬病疫苗的醫院，陸續完成了全部的注射。

雖然台灣最後一例本土人類狂犬病，是在 1959 年，而自 1961 年之後，也未再出現動物病例。近年僅有的一例，是在 2002 年，曾發生一起境外移入狂犬病確定個案。關於狂犬病疫苗，出國前要如何施打才完整？又有哪些事項該注意的？

趴趴走報告

「狂犬病」是由狂犬病病毒，引起的急性腦膜腦炎。

依世界衛生組織公布，全球每年約有 55,000 名狂犬病死亡病例，致死率幾乎達 100%！

狂犬病初期症狀

有非特異性的，如發熱、喉嚨痛、發冷、不適、厭食、嘔吐、呼吸困難、咳嗽、虛弱、焦慮、頭痛等，或咬傷部位異樣感之特異性的症狀，持續數天後，出現興奮及恐懼的現象。然後發展至麻痺、吞嚥困難，咽喉部肌肉之痙攣，以致於引起恐水之現象，所以又稱之為「恐水症」。隨後併有精神錯亂及抽搐等現象，如果不採取任何醫療措施，患者在 2-6 天內（有時會更久），常因呼吸麻痺而死亡。

狂犬病主要傳染途徑

是經由受狂犬病感染的動物咬傷或是舔舐皮膚傷口所傳播。由於動物常有舔舐自身爪子的習慣，因此遭動物抓傷亦有可能受到感染。

因為容易受字面上的誤導，必須澄清的是，不只侷限於「狗」，所有患有狂犬病的哺乳類動物，都有感受性及傳播力。一般以狗和貓最多，少數是由野生動物如猴子、蝙蝠、浣熊、狐狸、狼……等哺乳動物咬人所傳播。

傷口的處理及疫苗接種

遭受哺乳動物咬傷，傷口的處理及疫苗接種非常重要。首先應立即徹底以肥皂及大量清水沖洗、清潔傷口 15 分鐘，之後以優碘或 70% 酒精進行消毒，傷口不可縫合，並立刻送往醫院由醫師進行評估。

被動物咬傷一般會施打破傷風疫苗，由於台灣非狂犬病疫區，因此不需要特別注射狂犬病疫苗。

若是被咬傷前，從沒注射過狂犬病疫苗，則可在咬傷後立即注射免疫球蛋白，並注射 5 劑暴露後的狂犬病疫苗，注射時程為：第一劑盡可能在咬傷後立刻接種，其餘則分別在第一劑注射後第 3、7、14 及 28 天施打。

前往偏遠缺乏醫療地區的特殊旅遊者

有較高機會接觸到有狂犬病動物的特殊工作者、或前往偏遠缺乏醫療地區的特殊旅遊者，也可以在出發一個月前完成三劑暴露前的疫苗，注射時程為第 0、7、21 或 28 天施打。

已接受過三劑暴露前疫苗施打的民眾，被抓咬傷後，可不用施打免疫球蛋白，而狂犬病疫苗注射方式，只需再注射兩劑，注射時程為：第一劑立刻接種，第二劑在 3 天後施打。

狂犬病疫苗為非活化疫苗，孕婦及幼兒皆可施打。少數會發生全身性反應，例如頭痛、頭暈、噁心和肌肉痛。發生過敏性休克機會則相當小。

出國期間遭動物咬、抓傷之民眾於返國入境時，應主動向機場發燒篩檢站通報，檢疫人員會提供動物咬傷之後的處置、衛教及就醫資訊供民眾參考。

狂犬病相關國際疫情或防治措施，可參閱疾病管制局全球資訊網，點選國際旅遊資訊，或撥打免付費民眾疫情通報及諮詢專線 1922 洽詢。

（文 / 鄒孟婷）

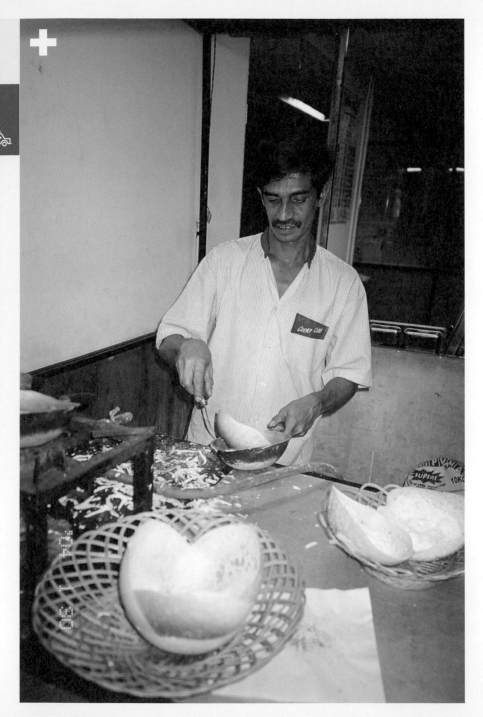

桿菌性痢疾

> 桿菌性痢疾為東南亞、大陸等熱帶、亞熱帶地區經常存在的流行病，症狀包含：腹瀉、發燒、噁心、嘔吐、裡急後重（有便意，卻拉不出來）、水便、黏液便等；在小朋友身上，可能會出現抽搐症狀。

俞爸爸任職的保險公司，最近舉辦一年一度的年度旅遊，公司員工們最後決定利用這次的假期，前往「柬埔寨」旅遊，好好欣賞大小吳哥窟的藝術之美。

身為主管，俞爸爸平時工作忙碌，這次也趁著難得的假期，帶著全家大小，包括俞太太和國小的俞小弟一起共襄盛舉。公司內大家幾乎是攜家帶眷，最後以加起來的總人數150人的大團，前往柬埔寨，探索高棉悠久歷史之美，

行程的第一天，大家來到洞里薩湖，體會當地水上人家特有的「船屋生活」，在船屋上捕魚、種菜、養豬，大家都覺得非常的新鮮。晚上，大家在當地的五星級皇宮渡假村用餐，在聲光華麗的上菜秀後，享用充滿當地特色的民族風味餐。這時候，大家都愈來愈期待起第二天的行程：吳哥窟。

沒想到，第二天一早起來，俞小弟和俞媽媽都開始覺得肚子不太舒服，前往大吳哥城的路上，全團中陸陸續續也有幾個人出現發燒、腹瀉等症狀；漸漸的，還未到中午，上吐下瀉的人數就累積到了58個人。當地的領隊趕緊將出現症狀的團員，送去當地的醫院接受檢查。經過醫師的診斷之後，證實這些上吐下瀉的團員得到了－「桿菌性痢疾」，一行人開始「掃興之至」的接受後續觀察與治療。

俞爸爸不禁納悶，前一晚的五星級渡假村餐廳，看起來豪華寬

敵，衛生應該還好的吧？大家怎麼會在用餐之後生病了呢？

一回國，俞爸爸忙找保險公司特約醫院的孫醫師問個清楚，他說：「桿菌性痢疾為東南亞、大陸等熱帶、亞熱帶地區經常存在的流行病，症狀包含：腹瀉、發燒、噁心、嘔吐、有便意，卻拉不出來、水便、黏液便等；在小朋友身上，可能會出現抽搐症狀。嚴重的話可能會發生敗血症，但是機會並不高。另外，也可能發生無症狀的感染者。」

「我追問了當地的醫生，發現問題是出在飯店所提供的生菜沙拉導致的，根本防不勝防嘛！」俞爸爸說得滿生氣的。

「預防桿菌性痢疾的方法，首先還是在注重個人衛生，養成飯前、便後或接觸食物前都要正確洗手之習慣，所謂的正確洗手，包含確實遵守：濕、搓、沖、捧、擦，這五項要素；另外注意，指甲間的縫隙也要徹底的清洗。」

「桿菌性痢疾潛伏期為 12-96 小時，通常是 1-3 天，有時長達 1 週。」孫醫師告訴俞爸爸：「如果你們日後，是到野地進行露營活動，注意糞坑要遠離營區，而且要設在飲用水源的下游，距離要有 15 公尺以上。供水系統的水源要給予保護，且應有淨化處理，例如加氯消毒、煮沸消毒等。」

「露營活動，我是真想來辦一次看看的。」俞爸爸眼神一亮。

「那食物的處理及保存，就更要注意，例如：需有生熟食品專用砧板及冷藏設備。經常清除垃圾，使蒼蠅無法孳生；廁所應該加裝紗窗，避免蒼蠅的進入；也可以利用殺蟲劑、或含殺蟲劑的誘餌來撲滅蒼蠅。廁所也應充分供應衛生紙及設置洗手台，以免糞便污染手指。」孫醫師笑了笑說：「工程浩大喔！」

　　桿菌性痢疾的傳染方式，是因為吃入被糞便污染的東西而感染。人類是痢疾志賀氏桿菌的唯一宿主，感染之後具有高度的傳染性。一般說來，吃入少量的病菌就會生病，即使只是吃入極少數（10-100 個）的病菌，也可能受到感染。

　　帶菌者和人握手、或由污染的食品就會傳染給別人。另外，蒼蠅也可能散播病菌到食品，所以廁所內要有阻絕蒼蠅的裝置（例如：紗窗等），供水系統之水源應予保護，原水經淨化處理並加氯消毒。

前往東南亞、大陸等熱帶、亞熱帶地區當地旅遊或工作時，務必注意

※ 用餐前務必正確的洗手，加強洗手的頻率。

※ 食物要經過充分的加熱、煮熟後才可以食用。

※ 水要煮沸過後才能喝，或是盡量選擇瓶裝水飲用。

※ 不要購買路邊衛生不良的食品、不要生食或生飲。

※ 飲料的冰塊也可能含有生菌，盡量避免食用。

（文／張家芸）

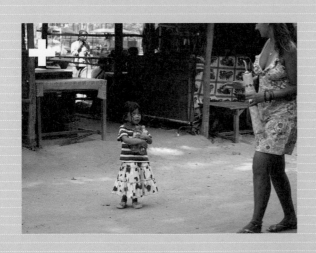

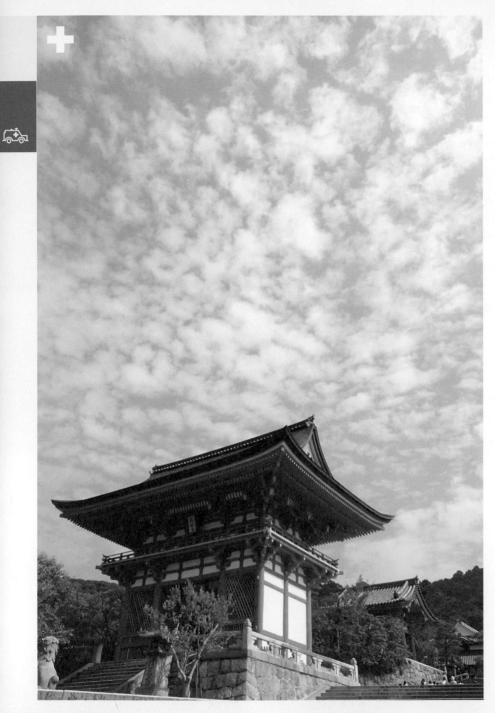

麻疹

　　過去在麻疹疫苗尚未問世之前，幾乎是個全球普遍的孩童疾病，在現代的開發中國家，麻疹仍然是一常見且致命的疾病。麻疹流行區域遍佈全球，所以旅行者都應該了解自身的免疫狀況，才能確保不受麻疹侵襲。

　　小傑，是一位1歲4個月活潑的小男孩，跟隨著菲裔母親，長期住在菲律賓，也因此沒有按台灣的疫苗規定，在接種疫苗。

　　這年4月，春暖花開，小傑媽媽聯繫了老公：「我們要回台灣探親。」辦好一切手續後，小傑媽媽帶著小傑的堂姐、堂弟，興匆匆的搭機到台灣來玩。

　　說也剛好，在出發前兩天，小傑開始出現發燒、咳嗽、眼睛紅、流鼻水的症狀，菲律賓當地醫院的小兒科醫師初步判定：「沒事，感冒了。」開了些症狀治療的藥，於是一行人開心的出發，踏上訪台之旅。

　　剛抵達國門，小傑的爸爸、爺爺奶奶全都來接機，看到寶貝孫子大夥兒都樂歪囉，這邊親親那邊抱抱，但是小傑不知道是水土不服作祟，還是對陌生環境不安，剛到台灣的一兩天，身體總是在燒燒退退，感冒症狀不見好轉。

　　爸爸媽媽擔心極了，回國的第二天，小傑臉上往身體開始長出一塊一塊的紅疹，這下真把爸媽給嚇壞了，抱著小傑直衝醫院求診。

　　醫師悉心看了後懷疑：「這不是什麼傷風感冒，而是沒打疫苗的小傑懷疑得到了麻疹！」

　　抽了血，送到疾病管制局，真的確認小傑得了麻疹感染，家裡跟小傑有親密接觸的人，也都要密切追蹤。在疫情調查當中，才

發現小傑的 10 歲堂姐，在菲律賓當地就有發燒、出疹、結膜紅腫等症狀，也診斷是麻疹個案。

　　醫師告訴小傑的爸媽：「小傑應該是因為沒有打過麻疹疫苗（或麻疹、腮腺炎、德國麻疹混合疫苗），而東南亞國家、日本等地，最近都有麻疹的流行疫情，於是小傑在菲律賓得到感染。因為麻疹是一種病毒傳染性疾病，傳染力不可小覷，而且流行遍及世界，在冬天到春天之際，容易大流行，透過空氣、飛沫傳播，或是直接與病人的鼻腔或咽喉分泌物接觸到會被感染。過去在麻疹疫苗尚未問世之前，幾乎是個全球普遍的孩童疾病。」

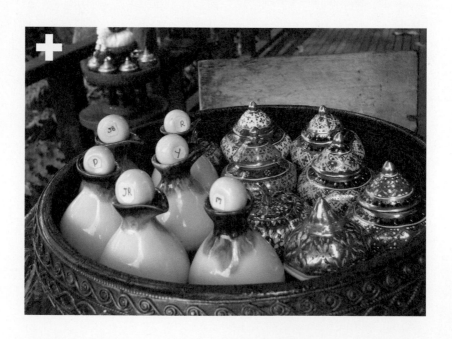

在現代的開發中國家，麻疹仍然是一常見且常致命的疾病，世界衛生組織 (WHO) 估計在 2006 年約有兩千萬例麻疹病例、242,000 例因麻疹死亡。

由於麻疹具有高傳染力，在疫苗尚未使用前，麻疹被視為是孩童期例常性不可倖免的，在台灣，超過 99％的人都會被感染，可以說幾乎每個人一生中難逃過麻疹；因為麻疹從 1978 年實施全面相關疫苗政策的落實，大家其實逐漸淡忘了麻疹的存在，臺灣於 2007、2008 及 2009 年確定病例分別為 10、16 及 48 例，主要為境外感染個案入境後造成國內的疫情擴散，再次提醒國人麻疹對於民眾健康的威脅。

感染麻疹的症狀

麻疹潛伏期約 7-18 天，平均是 14 天 (自暴露到病毒至紅疹出現)，前驅症狀是發高燒、鼻炎、結膜炎、咳嗽和在發燒 3-4 天後口腔下臼齒對面內頰側黏膜上出現白色的柯氏斑點；典型的皮膚紅疹約在出現柯氏斑點後 1-2 天出現於耳後，再擴散至整個臉面，然後慢慢向下移至軀幹，並持續數天；病人出疹時病情最嚴重，而且發燒至最高溫；皮疹出現 3-4 天後，發燒與皮疹逐漸改善，出現紅疹的皮膚會有如同米糠一樣的剝落，還可能出現厭食、腹瀉、淋巴結腫大等症狀。

麻疹的併發症包括中耳炎、肺炎與腦炎，約 5-10％之患者產生併發症，嬰兒、營養不良、有白血病、癌症及免疫缺損或生活環境較差的兒童、以及大人得到麻疹時，病情較嚴重，致死率可達到 5-10％。

可能感染後，該怎麼辦

　　因麻疹可經飛沫與空氣傳染，且傳染力極強，因此當患者開始出現症狀時，必須立即進行隔離，並應避免至公共場所及搭乘大眾運輸工具，患者至少應於發疹後 4 天才能返回工作或學校；曾接觸或暴露於可能感染的環境者，亦須注意是否發生疑似感染症狀，若有該症狀，則應配戴口罩並儘速就醫。

預防麻疹的方法

　　麻疹的治療，為支持療法以及避免併發症的發生。預防麻疹的方法，最好的方法就是接種疫苗，注射含麻疹活性減毒的疫苗後，可以使 95% 以上的人產生主動免疫。

　　在台灣，含麻疹活性減毒的疫苗為麻疹、腮腺炎、德國麻疹活性混合減毒疫苗 (MMR 疫苗)，目前我國現行的疫苗政策是滿 12 個月及國小一年級時，各接種一劑 MMR 疫苗，注射約兩星期後可產生免疫力。接種完後約有 5-10% 在接種後，5-12 天會輕微發燒，偶而出現較輕微麻疹症狀，可能持續 2-5 天。

　　不適合接種 MMR 疫苗的情形包含：已知對 MMR 疫苗過敏者、急性呼吸道感染者或其他感染導致發燒、免疫不全者、使用高劑量腎上腺皮質素或免疫抑制劑者、孕婦 (建議接種後 3 個月後再懷孕)。

　　因為麻疹流行區域遍佈全球，所以旅行者都應該了解自身的免疫狀況，將至麻疹流行性地區旅行者、醫療保健人員等都是高風險族群，建議先確定自己是否有以下具有麻疹免疫力的證據：

※ 有醫療證據顯示感染過麻疹。

※ 抽血檢查麻疹抗體為陽性。

※ 曾在滿 1 歲後施打過至少 1 劑 MMR 疫苗。

　　若發現自己沒有有效的麻疹免疫力，則建議接種 2 劑 MMR(麻疹、腮腺炎、德國麻疹混合疫苗)，第 2 劑需在接種第 1 劑至少 4 個禮拜後施打。

　　接觸麻疹病人後，72 小時內接種 MMR 疫苗，或 6 天內進行肌肉注射免疫球蛋白（intramuscular immunoglobulin , IMIg），尚有可能預防麻疹發生。但得過麻疹後，具有終身免疫力。

（文 / 謝孟芸）

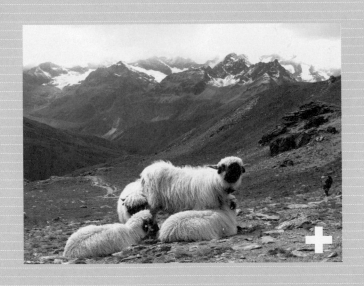

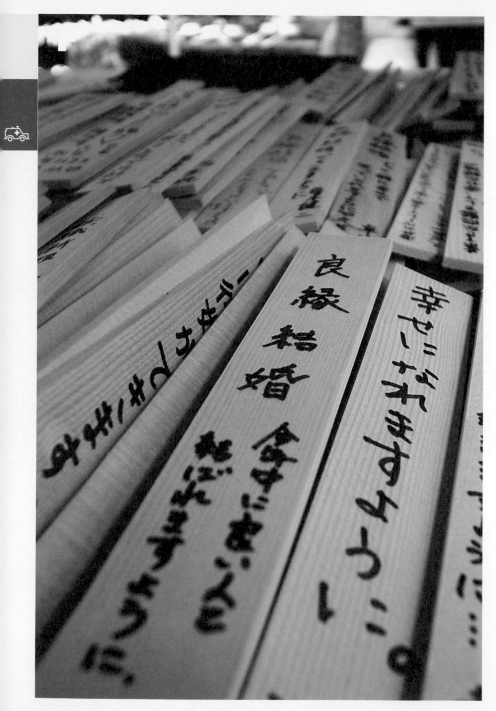

水痘與帶狀疱疹

　　水痘，一種由水痘帶狀疱疹病毒所引起，是高度傳染力的急性病毒性傳染病，感染遍布全球。被感染後到發生症狀之間的潛伏期，約 2-3 天，出水疱的紅疹之前 5 天，病人就已經有傳染力，一直到全身水疱形成痂皮後才不具傳染性。

　　得過水痘後再度感染的機會極低，但水痘病毒，可能躲藏在體內的感覺神經節中，轉變為潛伏性感染，造成帶狀疱疹。復發所造成的疾病，容易造成復發的因素，可能和年齡增長及免疫力減弱有關。

　　小貞是醫院的護理師，平日工作勤奮，積了許多休假額度，又省吃儉用存了一筆錢，希望在今年過年的時候，可以帶從未出過國的爸媽一起到日本北海道賞雪。

　　一心想要給爸媽一個開心又難忘旅程的小貞，在網路上比較了好幾家旅行社的行程，最後挑了一個包括札幌雪祭、大雪山泡湯和觀賞冰瀑、又到網走欣賞流冰的行程；當然最令她期待的還是——北海道帝王蟹吃到飽豪華料理，大啖滿桌螃蟹的場景，已經不知道在小貞的夢境裡，上演過幾百回了。

　　小貞為了這次的日本行，又惡補了早已蒙上一層灰塵的大學日文課本，更添購了雪衣、雪鞋等裝備。旅行團出發的日期越來越接近，小貞雀躍的心情越來越按耐不住，終於，眼看只剩下一個星期就要成行了。

　　無奈好事多磨，這天下午上班的時候，小貞感覺到特別疲累跟倦怠，沒什麼食慾，全身肌肉跟關節也有些痠痛，更麻煩的是，量了體溫才知道自己發燒到 38 度了。

　　「該不會是感冒，還是被傳染流感了吧？真糟糕，怎麼在這節

骨眼……」小貞心想，可是偏偏又都沒有什麼咳嗽、喉嚨痛或流鼻水等等感冒的典型症狀出現。

「還是趕快先吃一吃感冒藥，多喝水跟休息吧。下個星期出國前，應該就可以痊癒了吧，又不是沒感冒過。」小貞可不想讓這個小感冒，打亂自己期盼已久的賞雪行程。

計劃趕不上變化，這樣的症狀持續了三天，不僅沒有改善，臉上跟頭皮反而開始出現紅疹，沒多久，在紅疹上又長了成群的小水疱。才一天的時間，身上也開始出現一樣的紅疹跟水疱了，同時也開始向手腳擴散。水疱讓小貞又痛又癢，甚至感覺嘴巴跟喉嚨裡面也長了水疱。

「妳長的是水痘！」醫師說：「不過放心，水痘是會自己痊癒的，不過還是要小心發生肺炎或腦膜炎等併發症，那時就得住院跟使用抗病毒藥物了。依法律規定，我必須通報衛生主管機關。因為水痘的傳染力很強，所以也要請妳自己隔離在家裡，避免到公共場所，或搭大眾運輸工具，一直要到身上所有的水疱都變乾結痂了才行噢。」

小貞雖然百般不情願，好不容易安排的旅行就這樣泡湯了。但想到如果為了一己之私而勉強成行，不僅會傳染給更多人，也有可能傳染給自己年邁的爸媽，可不就樂極生悲了。再說滿臉水痘，可不是搽搽粉就蓋得過去的，不如還是在家裡好好養病。好在醫師說水痘痊癒後幾乎不太會留疤痕，也讓小貞感覺是不幸中的大幸了。

帶狀疱疹

王伯伯雖然已經 65 歲了，可是身體從沒什麼病痛。剛退休後的王伯伯，依舊身體硬朗，健步如飛，每天早起都要先去爬山，做做早操，之後才下山吃早餐。

不過今早爬山後，左胸口感覺怪怪的，說不上來是哪裡不舒服，也沒有喘或咳嗽的症狀，因為王伯伯一直以來對自己的身體相當有自信，所以也不疑有他。

「可能是做操的時候拉傷肌肉吧，休息一下，應該就沒事了。」王伯伯心想。

沒想到下午的時候，天不從王伯伯的願，胸口只有越來越疼，甚至還有點火燒過的灼熱感：「會不會是心臟出了什麼問題？」王伯伯忍不住擔心起來了。

之前因為身體都沒什麼不適，所以王伯伯也沒有特別注意，也沒有定期做健康檢查，聽說很多人都是這樣，結果爬山或運動後，就心絞痛或心肌梗塞……「萬一自己獨自爬山的時候發作沒人幫忙，後果可不堪設想。」

懷著忐忑的心情，王伯伯第二天一早掛了醫院的內科門診，做了心電圖，也做了胸部 X 光的檢查，可是都沒發現什麼異狀。但是左胸口的持續疼痛，還是讓王伯伯越來越擔心，雖然吃了止痛藥可以稍微緩解疼痛，但含了舌下硝化甘油錠卻沒什麼幫助。

這讓醫師也緊張了起來，隨即安排了最近時間的運動心電圖，打算做進一步的檢查與評估。

沒過幾天，在排定的檢查前夕，王伯伯的病情出現了大逆轉，左胸口的皮膚上，始出現帶狀的紅疹與水疱。王伯伯趕緊再到醫院掛號。

醫師看到了皮膚上的疹子，恍然大悟說：「原來是帶狀疱疹啊，當初一直往心臟的疾病方向思考，沒想到答案是很尋常的疾病。」

在醫師開立藥物，並詳細解釋帶狀疱疹的病因、與之後要注意的衛教資訊後，王伯伯心裡的大石頭總算放下了。而在一個星期後，身上的水疱也開始結痂脫落。但雖然如此，左胸口的皮膚，還是偶爾會有疼痛的感覺，因此王伯伯就必須在門診追蹤與處理帶狀疱疹後的神經痛。

趴趴走報告

水痘是怎麼傳染的

　　水痘是一種由水痘帶狀疱疹病毒所引起具高度傳染力的急性病毒性傳染病，感染遍布全球。水痘多感染兒童，以三歲到九歲的兒童最多，但兒童較少有併發症，較常發生併發症的族群為五歲以下的兒童、大於二十歲的成人，以及免疫不全的病人。可能的併發症為肺炎、腦炎與腦膜炎等，水痘致死率相當低，其致死原因在成人以原發性肺炎，小孩以敗血症和腦炎最常見。但是對於某些特殊的患者，如白血病孩童和新生兒，則致死率會高達 5% 至 10%。

　　水痘較常發生在冬、春兩季，主要是經由皮膚的直接接觸、飛沫與空氣傳染，傳染力極強，此外亦可經由接觸過被水疱內的組織液或黏膜的分泌物所汙染的物品而間接傳染。被感染後到發生症狀之間的潛伏期約兩至三週。在出水疱的紅疹之前五天，病人就已經有傳染力，一直到全身水疱形成痂皮後才不具傳染性。

感染水痘的症狀

　　剛開始的症狀可能有發燒、疲倦、肌肉痠痛等，常被誤認為感冒，2-5 天後於臉及頭皮，開始出現會癢的紅疹，隨即在紅疹上產生水疱，外貌看起來有如玫瑰花瓣上的露珠，並往軀幹和四肢擴散。

　　水痘破掉後會成為粒狀痂皮。紅疹與水痘也有可能出現在腋下、口腔內，以及上呼吸道，在成人感染，可能導致症狀程度更嚴重。

發現可能感染水痘後該怎麼辦

　　水痘可經飛沫與空氣傳染，且傳染力極強，因此當患者開始出現症狀時，必須立即進行隔離，並應避免至公共場所及搭乘大眾運輸工具，直到水疱破掉變乾結痂為止。

曾接觸、或暴露於可能感染的環境者，也須注意是否發生疑似感染症狀，若有該症狀，則應配戴口罩並儘速就醫。

預防與治療水痘的方法

自 2003 年起，年滿 12 個月以上的幼兒可免費接種一劑水痘疫苗，接種後產生的抗體可維持至少 7 年以上。13 歲以上則須接種兩劑疫苗，間隔 4-8 週。除公費接種對象外，其他民眾若欲接種需自費。

目前有抗病毒藥物可供治療水痘與帶狀皰疹之用。在接觸或暴露可能感染水痘的環境後，3 天（72 小時）內立即施打水痘疫苗，有預防感染或減輕症狀的效果。

對免疫力低下的患者、孕婦或計畫近期懷孕的患者，以及其他醫師評估屬於高危險群的患者，可在暴露於感染水痘的環境後的 4 天（96 小時）內靜脈注射免疫球蛋白，亦可預防或減輕症狀。

關於帶狀皰疹

帶狀皰疹是潛伏在神經節裡的水痘帶狀皰疹，復發所造成的疾病，容易造成復發的因素，可能和年齡增長及免疫力減弱有關。帶狀皰疹也已有疫苗研發，未來可望提供給民眾接種以降低罹病風險。

初發時皮膚會有感覺異常、癢或燒灼痛等症狀，數日後接著皮膚開始出現帶狀的紅疹與水皰，此時未感染過水痘的健康人，若接觸到帶狀皰疹病患水皰內的組織液或黏膜的分泌物，也有可能感染水痘。

水皰在 7-10 日後開始結痂，罹患帶狀皰疹痊癒後，再次復發的機率不大（約 2%），但可能會有持續的神經痛。

（文／林詠青）

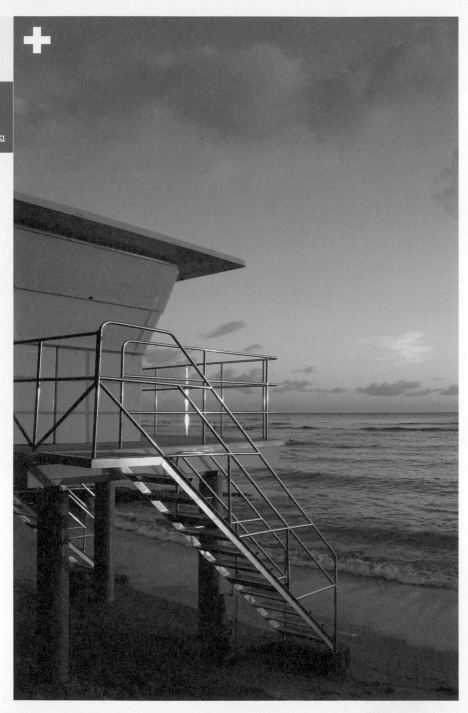

瘧疾

瘧疾是不可輕忽、且具有生命威脅的傳染病，在很多熱帶和亞熱帶地區是常見。簡單來說，只要進入瘧疾流行區，有被瘧蚊叮咬的機會，就有感染瘧疾的可能。

呈現症狀與感冒類似，主要的症狀是發高燒、打寒顫與頭痛，嚴重時可導致昏迷、多重器官衰竭及死亡，但目前沒有一種預防瘧疾的用藥為 100% 有效。

使用瘧疾藥物最重要的是，一定要照醫囑準時服藥，如果忘記或不按時吃藥，會使預防效果打折扣。

記得在我小時候，常常聽到老人家閒話到台灣光復前後，如果親友不見數日後，面黃肌瘦，大半就是吃了大量奎寧治療馬拉利亞 (malaria) 感染，也常看到重聽與暈眩的副作用。

回想 2003 年決定前去非洲，當時不知要如何提供愛妻更確實的保證，可以保障家裡 2 個可愛妹妹 (3、5 歲) 的健康，而不禁略略鎖眉；那是當年前往駐馬拉威醫療團的遲疑。

所幸，當時醫療團居住的環境還算不錯，涼爽的非洲高原，加上蚊帳、蚊香、驅蚊乳液，使得瘧疾並沒有在第一次前往非洲時蒞臨。

但是，2006 年第二次前往非洲長駐時，因為居住在較熱的密集都會型社區裡，有較多帶原的居民，造就了家裡老大 3 次打板子經驗。不幸的是，頭兩次都發生在我出差時。

劇烈頭痛、寒顫、腰痠，這標準症頭，統統發生在我那當時 9 歲可憐的女兒身上。熟練的非洲檢驗員，在高倍顯微鏡下，厚片血液檢查確定後 (Thick blood film)，迅速使用剛上市不久的青蒿素 (Artessunate)，成功治癒。

而這青蒿素，相傳越南胡志明在 1973 年時，因為越共在叢林戰中，得到瘧疾而死亡的人數，遠超過美軍的戰火的威力，於是求助於中共，毛澤東派了大批醫藥學者，前去協助尋求有效藥方，竟然於雲南白藥中，找出神奇的「祛寒解熱」成分，雖然沒有來的及在越戰中發揮效用，但進一步的研究成功純化出青蒿素，並證實其高藥效、低副作用的特質。

　　熱帶醫學資料與國際醫療報告明確指出：非洲大陸至今仍有眾多地區，持續承受與人類共存遠久的瘧疾原蟲肆虐，最新 2008 年的資料整理，每年還有 100 萬人死亡。其中，5 歲以下幼童占了 70% 強。

　　極度適應人類免疫的瘧疾原蟲，因為可以躲在紅血球裡面，所以不會因為感染後，患者就可產生抗體預防下次感染。台灣雖然已經於 1965 年，經 WHO 宣佈為瘧疾根除地區，但是近年來台灣每年仍然有 20-30 名瘧疾境外移入病例，主要來源是東南亞地區、非洲和大洋洲。

　　只要進入瘧疾流行區，有被瘧蚊叮咬的機會，就有感染瘧疾的可能，但依據造訪區域、季節和最新的疫情不同，感染的風險都會不同，所以建議所有旅客，在行前應諮詢專業的旅遊門診。

　　在瘧疾的預防藥物方面，在旅行途中，切記要按時服用藥物，大部分的藥物副作用都很輕微，譬如噁心、嘔吐、輕微腹瀉，不要因為這些小症狀，或一時疏忽，而增加瘧疾感染率。在結束旅行回國後，千萬不要粗心大意，瘧原蟲很有可能還在體內，準備大肆繁殖。大多的預防藥物，在返國後仍要服用一段時間，短則 1 週長則 4 週，請繼續按時服用藥物直到結束。

　　由於瘧疾的初始症狀，跟一般感冒難以區分，回國後，如有感冒症狀，特別是在 3 個月內、甚至在一年後，都應該立即就醫，並告訴醫師曾至瘧疾流行區旅行的病史，以獲得最快速、正確的治療，以避免瘧疾重症，而喪失性命。

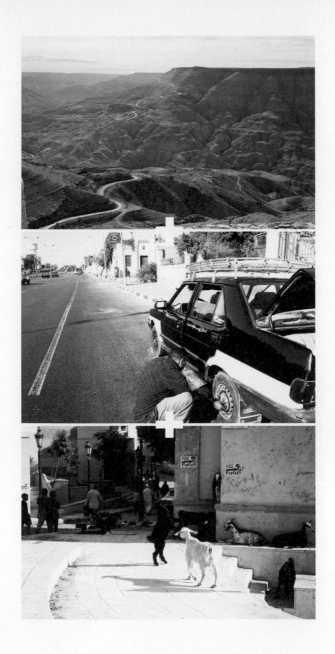

趴趴走報告

瘧疾一般是由 Anopheles 屬蚊子，叮咬瘧疾帶原人，讓瘧原蟲完成第一生命週期後，再叮咬其他人，完成傳染途徑，各地區瘧蚊習性略有不同，雖然不外乎為清晨與傍晚時分，事先查詢後，再適當規劃活動時間與預防措施為佳。

瘧疾的預防

了解當地瘧蚊習性，活動時間時外出，可採取下列措施預防：

※ 穿著覆蓋皮膚較多的服裝。

※ 噴灑或塗抹防蚊液 / 乳液 / 藥膏，尤其已經證實有效的基本成分 DEET。

※ 使用蚊帳，大多旅館均有配置，並可以在發現旅館房間裡沒有時，與櫃台請求提供。

※ 短期旅遊至疫區（三月內），可於行前至疾管局旅遊醫療門診，諮詢規劃可服用預防藥物，如 Mefloquine, Docycycline 等等。

瘧疾的症狀

以惡性瘧為標準，感染後 5-60 天內，標準三症頭 (triad)：發燒、寒顫、頭痛，會發生於超過 70% 患者。因為與流行性感冒很相似，所以外地遊客會必較沒有警覺。

其他非典型症狀呈現，包括：腹瀉、咳嗽、腹痛等，嚴重的瘧疾可能會有水腫 (腎衰竭)、暈眩、嘔吐、甚至精神錯亂、昏迷 (腦性瘧) 等。

瘧疾的治療

傳統用藥為奎寧類 (quinine) 藥品、與凡士達 (Fansida)，但抗藥性高與副作用大，使得治療上不盡理想。1990 年代，新型抗瘧藥

上市後才大幅度改觀。

目前全球抗瘧的基本用藥為 ACT (artessunate combination therapy，青蒿素複方用藥)，大多可在當地購置。因配方選擇有考量當地瘧原蟲抗藥程度，故旅遊人士可規劃有需要時，才在當地購買。但部分地區偽藥橫行，切勿自來源不明處購買。

若不幸發生血液外瘧疾感染，如腦性瘧疾、腸道、腎臟等臟器瘧疾，可能會有需要以靜脈注射治療，目前青蒿素已經上市，但價格與流通性尚未理想，但傳統用藥奎寧 (quinine) 仍可緊急使用保命，減少併發症，惟當下副作用比較難受。

瘧疾的用藥

目前國內疾病管制局建議之瘧疾預防用藥共有 4 種，可供民眾選擇：Hydroxychloroquine、 Mefloquine、 Doxycycline、 Malarone。Doxycycline 可於大部分醫療院所取得，惟其餘藥物需至「國際預防接種單位」之旅遊醫學門診自費索取。

為達到最佳預防效果，一定要在離開疫區後，繼續把藥服完（如 Mefloquine、 Docycycline、Hydroxychloroquine 繼續服用 4 周；Malarone 繼續服用 7 天），否則還是可能發病。瘧疾用藥過量，可能有致命危險，請放置在小孩拿不到的地方，避免誤食。

最好能在出國前就備好藥物，在流行疫區購買，可能會有偽藥或品質不佳問題。瘧疾預防用藥，一般安全性都不錯，很少人會因嚴重副作用而停藥；如果擔心，可先與醫師討論，是否行前提早開始用藥，一方面讓身體適應；一方面如有嚴重副作用，可及時換藥。

（文 / 盧道揚）

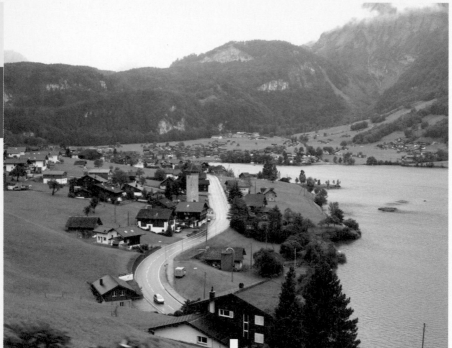

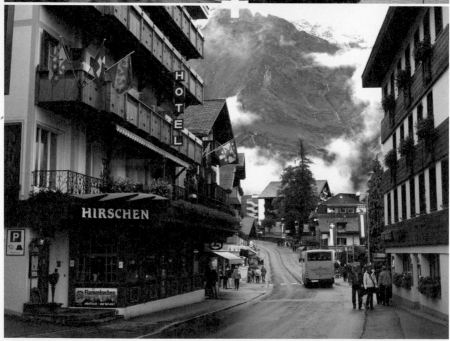

破傷風

　　一般破傷風桿菌廣泛地存在土壤、骯髒的地方，如因意外導致較深的傷口感染破傷風，死亡率高達 50% 以上，尤其是新生兒及 50 歲以上的老年人死亡率最高。

　　雖然破傷風不會直接以人傳人的方式傳染，但打過破傷風疫苗，所產生之主動免疫力持續 10 年左右。破傷風病癒後並不會產生終身免疫，仍有可能 2 次感染，因此病癒後，仍需進行主動免疫，追加預防注射的措施。

　　阿敏是位旅遊外景節目主持人，有著深邃的臉龐、古銅色的肌膚及結實的身材，由於常跑外景到一些古文明國家及原始部落，為了體驗當地生活與環境，有時需要翻山越嶺、深入鄉間的土壤、沼澤，常常一整天下來，弄得身上不少傷痕。

　　奈及利亞，阿敏接下來要去出外景的地方，東南部克斯河州的首府，擁有一座傲人的古城，卡拉巴；許多人喜歡稱卡拉巴為「迦南地 (Cannan City)」，也就是聖經中，流著牛奶與蜂蜜的土地，而卡拉巴當地的人民十分的好客盛情。區內民風純樸，並擁有許多歷史文化的遺產及多處的自然美景，使當地成為理想的觀光地點。

　　「妳看，我有這麼豐富的旅遊經歷，哪天也來號召粉絲一下，帶團到國外這些原始地區，進行深度的旅遊，讓大家在不一樣的行程規劃中。留下深刻的回憶。」阿敏突發奇想跟新認識的女友秀月說。

　　身為護理人員的秀月問：「你長年出國四處奔波，你都是提了行李就出發的嗎？」

　　「要不然咧？」阿敏覺得好好笑。

　　「不只是小孩，大人也一樣會人來瘋，出國旅遊玩興一來，很

多該留意的不小心傷害都給疏忽了。如果在一個環境衛生不是很好的地方、或古老到骯髒難免的名勝之地，萬一受了傷，傷口又不淺，你想知道，破傷風的死亡機率有多少嗎？」

阿敏笑不出來了。

「破傷風的死亡率高達 50% 以上！」秀月接著說：「破傷風桿菌廣泛地存在土壤、骯髒的環境中，意外受傷造成傷口時，破傷風桿菌會進入深部的傷口，產生破傷風毒素；不止是撕裂傷、燒傷、一般傷口，甚至注射受污染藥物都可能引起感染。受到傷害的壞死組織，是有利厭氧性的破傷風桿菌增殖的。」

看阿敏開始正經八百的聽，秀月淺淺一笑：「破傷風的潛伏期，通常約 3-21 天，大部分病例在 14 天內發生。通常潛伏期越短、傷口污染情形越嚴重，病況也越嚴重，而預後的情形也一樣越差。對病人而言，則會引起嚴重的神經，肌肉症狀，例如：牙關緊閉、肌肉收縮、四肢痙攣……等。」

「那妳倒是說說，我該怎麼以防萬一？」

「如果你上次打破傷風疫苗，已經超過 10 年了，趕快找時間，去一趟旅遊醫學門診吧，你就知道，常往國外跑，不管是旅行、工作、求學，都別把自己暴露在疾病的風險中。」

趴趴走報告

　　當你選擇的出遊地區，如果是開發中國家例如中國大陸，算算你的破傷風疫苗的「保障期限」，來保障自己的健康。

（文／黃偉新、洪毓謙）

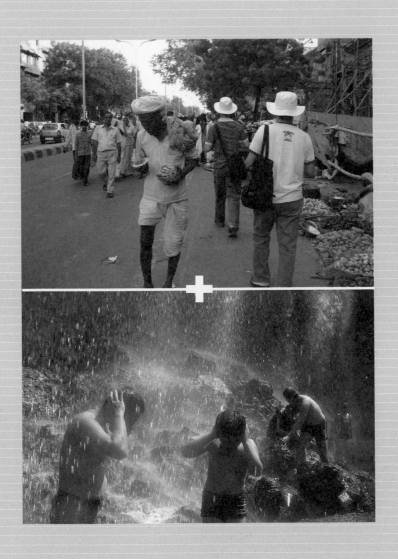

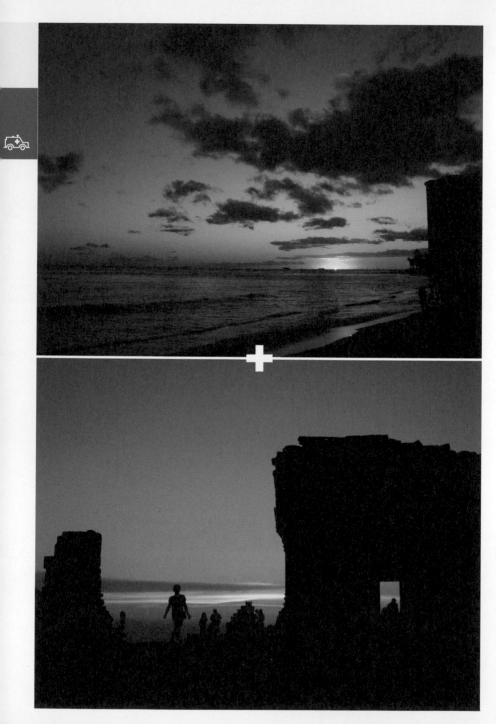

百日咳

百日咳（Pertussis），是一種急性呼吸道細菌傳染，易侵犯 5 歲以下的兒童，會引起嚴重的陣發性咳嗽而影響病人的呼吸與進食。

罹患百日咳的兒童易併發肺炎、痙攣或較嚴重的腦部問題，75% 的死亡病例是一歲以下的小孩，尤其是 6 個月以下的嬰兒。病菌經常由兄弟姊妹、或由父母帶回家，散播給年齡較小的小孩。

「娶某前、生子後」，這句古諺說明了這兩件人生大事帶給人好心情，也連帶使得人的運氣特別好。

新生兒的出生總是給了一家人甜蜜的負擔，為了迎接新生命的到來，家裡要做許多準備及付出個人的時間，但也更增添了整個家庭的凝聚力與歡樂的氣氛。小朋友是每位爸爸媽媽心中的寶貝，從懷孕那一刻起，就抱著忐忑、喜悅的心情期待著這個新生命的到來，並對這小寶貝的將來充滿無限的想像。

「這是我們家妹妹，很可愛吧！長得像爸爸還是媽媽？」一位新手爸爸開心地跟親友分享他初為人父的喜悅，彷彿整個世界都被剛出生的小女兒所占滿。

出生後的小女嬰跟著媽媽在出生的婦產科護理之家接受 10 天照顧後返家。當天就開始出現輕微的咳嗽，於是父母親就帶著小寶貝到附近的兒科診所就醫，診斷是疑似感冒的狀況。但不久後，在今年一月初因持續發燒、咳嗽有痰、甚至有咳血、發紺、嘔吐狀況，轉診至某醫學中心並接受隔離治療，但一週後還是因敗血性休克而死亡。

經檢疫確認並研判死因後，小女嬰的病故與百日咳有關；上一

次因百日咳死亡的案例，是發生在 7 年前的一位一個月大的小男嬰。孩子出生的喜悅，卻在措手不及間，產生如此巨大的改變，小女嬰的父母完全不能接受，為了不讓小嬰兒走得冤枉，他們追根究柢的查，小嬰兒怎麼會被傳染到百日咳的？

女嬰的母親在生產前幾天其實已經有咳嗽症狀，研判當時可能已經感染百日咳。而媽媽的咳嗽，是被自澳洲出差回來的先生所感染的。在親密接觸後，由於小孩尚未打預防針，還未有抵抗力，而造成了無法彌補的遺憾。

「我們都以為只是感冒，疏忽了，沒想到會這麼嚴重。」女嬰的爸爸好後悔。

「我女兒想說都快生了，就別再吃藥，忍忍就算了，沒想到現在台灣還會有百日咳。」小女嬰外婆直抹淚：「她可是我第一個金孫啊！」

防疫人員緊接著對個案雙親、陪伴照護的外婆、婦產科診所醫護人員等，密切接觸到小女嬰的人，進行採檢及預防性投藥，並實施健康監視。

出國旅行時，不只一些開發中國家，美國、日本、澳洲等先進國家，近年也都有嚴重的百日咳疫情，出國時要注意百日咳預防接種，尤其當家裡有未完成疫苗接種的嬰幼兒；才能玩得開心且安心。

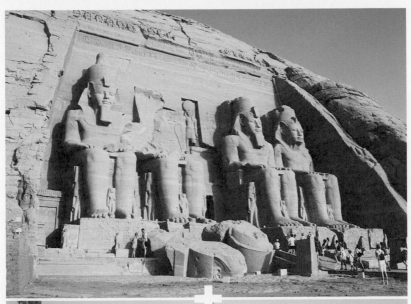

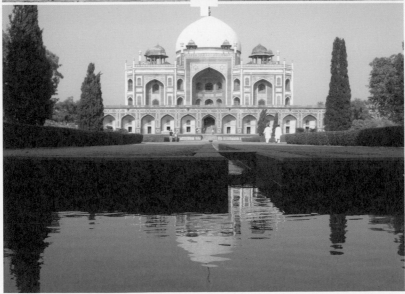

趴趴走報告

「百日咳」很容易讓國人忽略，但一旦受到感染，近三成的成年人會有氣胸、耳朵鼓膜破裂的併發症；但更嚴重的問題是可能傳染給嬰幼兒，除了引起嚴重的咳嗽外，甚至影響到小朋友的呼吸和餵食。

罹患百日咳的小朋友，還容易併發肺炎，痙攣，甚至是嚴重的腦部問題。其中死亡病例，多是在一歲以下的小孩，尤其是 6 個月以下的嬰兒。追蹤傳染百日咳給嬰幼兒的來源，發現竟然有 70%-80% 來自父母親、家中成員，或一起同住且密切照顧小孩的親友。因此預防策略應該把會與嬰幼兒密切接觸者，尤其是父母親列入疫苗接種對象。

現行預防接種政策為出生滿 2、4、6、18 個月，及國小一年級，各接種一劑百日咳相關疫苗。世界各國亦陸續建議未曾接種百日咳疫苗的育齡婦女，應接種一劑適用於成人的破傷風、減量白喉、非細胞型百日咳混合疫苗（Tdap），以預防感染百日咳進而傳染幼兒。

而之前未曾接種 Tdap 的產婦，則應於產後離開醫院前，完成接種。與新生寶寶最親密接觸的人，為預防該等人員感染百日咳、傳染新生幼兒，針對該機構之各相關單位照護人員，建議接種相關疫苗。

近年來，美國、日本、紐澳地區就有百日咳的大流行。其實在出國前一個月，建議先上「疾病管制局的國際旅遊資訊」網，做最新的疫情與地區查尋。

另，在全世界許多開發中國家，如埃及、巴西、中國大陸、印度、伊朗，白喉仍然是個重要的問題。當沒有接受過預防接種

的旅客來到這些國家時，就有感染的風險。白喉通常發生在 15 歲以下，沒有接種白喉疫苗的小孩，主要侵犯扁桃腺、咽頭、喉頭、鼻等上呼吸道，偶爾會侵犯皮膚或其他黏膜。

　　白喉桿菌會在呼吸道產生一種像「膜」一樣的東西，造成呼吸道阻塞，或是併發心肌炎、神經炎等其他嚴重疾病，死亡率將近一成，疾病的潛伏期約在 7 天。被白喉傳染，可以是通過呼吸道的飛沫，或病毒侵入破損皮膚及粘膜，或是病人碰過的東西，例如小孩玩具。

國內現有針對破傷風、百日咳及白喉的混疫苗

白喉、破傷風、細胞型百日咳混合疫苗（DTP）	主要使用於 6 歲以下兒童
白喉、破傷風、非細胞型百日咳混合疫苗（DTaP）	可減少因細胞型百日咳混合疫苗引起的副作用，主要使用於 6 歲以下兒童
白喉、破傷風混合疫苗（DT）	主要使用於 6 歲以下不適合接種百日咳疫苗的兒童
破傷風、減量白喉疫苗 (Td)	使用於 6 歲以上的小孩及成人，每隔十年追加一劑
破傷風、減量白喉、非細胞型百日咳混合疫苗（Tdap）	適用於青少年與成年人作為補強白喉、破傷風、百日咳的輔助免疫

※ 出國前可至旅遊醫學門診諮詢，接種相關疫苗來達到保護效果。

（文／葉姿麟、洪毓謙）

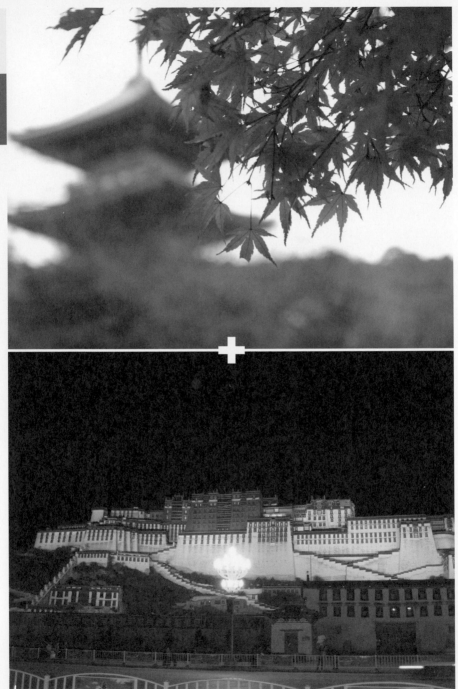

旅遊後的照顧

> 　　快快樂樂的出門，也要平平安安的回家。旅遊之後一旦身體出現不適，尤其是發燒，就醫時應該主動向醫師告知旅遊的時間地點，以幫助鑑別診斷，避免延誤病情。

　　王伯伯，是一個緬甸華僑，但來台灣定居已經二十多年了，今年 68 歲的他，身體尚稱硬朗，雖有高血壓及糖尿病，不過長期規則在服用藥物，控制得也算不錯。

　　當年因為緬甸政治經濟動盪不安，當地生活不易，於是王伯伯舉家來台另謀生路，至今在台灣生活將近半個甲子，生活也早已不是問題。然而這些年來，王伯伯每隔幾年，都會和家人回到緬甸去探訪親友，今年正好王伯伯又打算要到緬甸一趟。

　　六月底，王伯伯全家結束了兩個禮拜到緬甸的行程，順利返抵國門。然而，回到家後，細心的兒子發現，王伯伯的兩隻腳出現了許多的紅疹，而且似乎有愈來愈多的傾向，王伯伯雖無太大的不適，但兒子擔心父親的身體狀況，仍趕緊把父親帶到醫院就醫。

　　到了醫院，護士先幫王伯伯量過體溫和血壓，當下王伯伯的生命徵象穩定，且並無發燒。

　　「江醫師您好，是這樣的，我爸爸有高血壓和糖尿病，這兩三天我發現他的腳長出很多紅疹，而且好像愈來愈多。」王伯伯的兒子有點擔心的說。

　　「有去哪裡？或接觸到什麼嗎？」

　　「嗯，我們才剛從緬甸回來兩天。」

　　「緬甸？是去旅遊嗎？」

　　「不是，我們是緬甸華僑，是回去探親的。」

　　「喔，這樣子啊。」江醫師接著仔細的替王伯伯做身體檢查，

發現王伯伯的雙腳，自足背到小腿，有許許多多的小紅點散佈，其他則無明顯異常。

「這些紅點看起來很可能是點狀出血，我建議應該抽血，檢查凝血功能。」醫師說明後，王伯伯拿著檢驗單去做抽血檢查。

一小時後，江醫師接到檢驗科的緊急通知電話：「江醫師，這裡是檢驗科緊急檢查室，請問王 XX 先生是你的病人嗎？」

「是的，請說。」

「他的抽血報告出來了，血小板只有八千，我們有 double check 過了。」

「好的，我知道了，謝謝！」

電話掛斷後，江醫師立刻再叫號請王伯伯和他兒子進來說明：「正常的血小板為 10 萬至 30 萬，你父親的血小板只有 8 千，而且白血球有偏低現象。這是很嚴重的凝血功能不足，隨時都有可能出血，現在必須幫他輸血小板治療，並住院觀察。」江醫師向王伯伯的兒子解釋。

「怎麼會這樣呢？」王伯伯的兒子詫異極了。

「目前的病情還不是很明朗，原因可能有很多，還有待進一步的檢驗和觀察，但是現在血小板這麼低，一定要馬上處理，否則是會有危險的。」江醫師思索了一下，接著說：「嗯，這很可能是因為一些特殊的病菌、或病毒感染造成的，你父親最近有發燒嗎？」

「有，差不多一個禮拜前，那時我們還在緬甸的時候，有好幾天一直高燒不退，去看醫生，那邊的醫生說是感冒。」王伯伯的兒子回答。

江醫師這麼一問，似乎有了些線索：「「王先生，你之前發燒的時候還有什麼不舒服嗎？」江醫師緊接著問王伯伯。

「全身痠痛，然後就一直發燒，燒了好幾天，一直到回國前才好。」王伯伯答道。

「有被蚊蟲叮咬嗎？」江醫師問。

「不曉得，沒特別注意，不過那邊蚊子確實滿多的。」王伯伯說。

「這樣很有可能是登革熱，我們先安排住院，然後會請感染科醫師來評估。」江醫師解釋並吩咐醫囑後，立刻連絡感染科醫師，並進行法定傳染病通報事宜。

住院治療觀察一週後，王伯伯的病情逐漸穩定，進一步的檢驗結果也證實王伯伯感染了登革熱。住院十天後，王伯伯順利出院了。

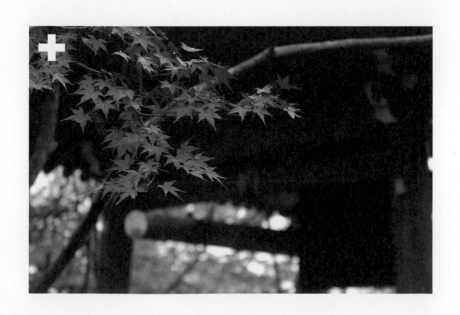

趴趴走報告

旅遊後可能會有的發病狀況：

※ 發燒

旅遊者返國後發燒的發生率大約是 2-3%，可能是常見的、自限性的病毒感染所引起。但也有可能代表著嚴重的感染性疾病，且具有傳染性的疑慮，因此一旦在旅遊後發燒，應及早就醫，並主動告知旅遊史。

常見可能造成旅遊者返國後發燒的疾病包括：呼吸道感染、痢疾腹瀉、泌尿道感染、瘧疾、登革熱、傷寒、立克次體感染等。詳細的病史，包括旅行史、特殊的暴露接觸史、既有病史、藥物史、疫苗史、化學預防等，以及旅遊地點是否有流行的疫情等訊息，可以幫助發燒的診斷。

※ 腹瀉

大部分的旅行者腹瀉是急性的、自癒性的，如果有持續性的腹瀉，可能的原因有：

持續性的感染：各種原蟲、寄生蟲、細菌、或病毒感染。

感染後的反應：感染後的吸收不良或大腸激躁症。

其他慢性的腸胃疾病：發炎性腸道疾病，如克隆氏症、潰瘍性結腸炎，乳糜瀉，大腸直腸癌症，後天免疫不全症候群等。

※ 呼吸道疾病

是旅遊者常見的健康問題，也可能造成一些感染性疾病的傳播，例如流行性感冒、百日咳、白喉、結核病等。

上呼吸道感染：一般感冒、喉炎、咽炎等。

下呼吸道感染：如支氣管炎、肺炎。最常見的致病菌為肺炎鏈球菌、嗜血桿菌、肺炎黴漿菌、肺炎披衣菌。但肺炎也可由分枝桿菌、黴菌或寄生蟲引起。

※ 皮膚疾病

皮膚病是僅次於腹瀉、與呼吸道疾病，常見的旅行者的健康問題。

在旅遊返國後的皮膚病中，可能的原因包括：蚊蟲叮咬、蜂窩性組織炎、疥瘡、膿皮病、皮癬、鉤蟲引起的皮膚幼蟲移行症、蕁麻疹等。

若發燒合併有皮疹出現，則可能要考慮因感染症引起的皮疹，例如：麻疹、德國麻疹、登革熱、腸病毒等病毒或其他病原感染，仍應由醫師依據病況做整體性研判。

何時該找醫師

衛生署疾病管制局，針對海外旅遊返國的旅客，提出的注意事項：

※ 旅途期間如有任何不明原因發燒或身體不適，或入境時有嘔吐、腹瀉、腹痛、發燒、皮膚出疹、黃疸、週期性發冷發熱、淋巴腺腫脹、骨頭關節痠痛、肌肉痛等症狀，應通知飛機服務人員或機場檢疫人員協助。

若曾在國外有就醫者，建議就診時申請醫師診斷證明，若返國後仍有症狀，證明文件可有利於國內醫師的研判及後續治療。

※ 入境體溫測量如有發燒，應依檢疫人員指示配合送醫診察、採檢或其他必要的檢疫防疫措施，以保護您及您家人的健康。

※ 回國後 10 日內有上述症狀者，可能於國外旅行時罹患傳染病，應儘速就醫，並主動告知醫師旅遊地區、接觸史、病程、同行者有無類似狀況，及經過情形。以利醫師做鑑別診斷，以免延誤病情。

※ 某些傳染病潛伏期可能較長，如瘧疾等疾病，在返國後 3 個月內，若出現不明原因發燒等症狀，應告知醫師相關旅遊史，協助醫師確定診斷。

※ 若有任何疑問，可撥打疾病管制局所設立的，免費提供民眾疫情通報及諮詢服務專線的 1922 詢問。

　　若是本身患有慢性疾病，例如心血管疾病、糖尿病、慢性呼吸系統疾病、或是免疫系統疾病等；或是曾在開發中國家停留超過三個月以上者，是可能的高危險群，若出現不適症狀，應儘快就醫診療。

（文 / 葉乃綸）

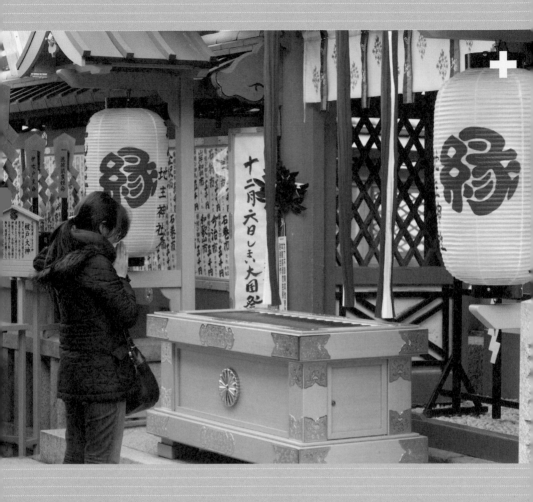

附錄

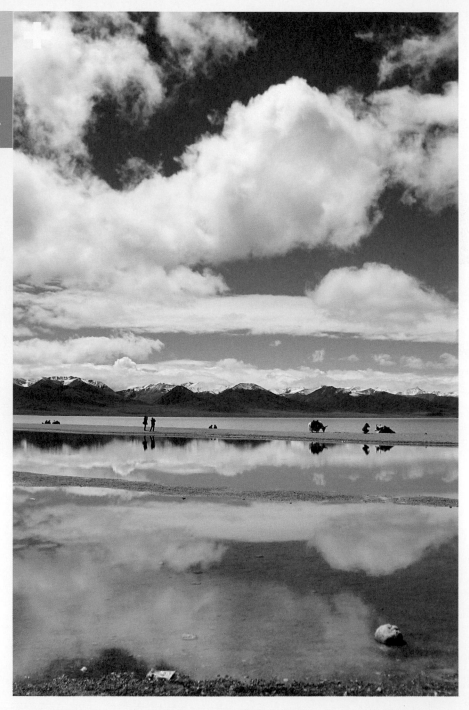

台灣近年來國際交流與旅遊日益頻繁，加上外勞引進等因素，均使境外移入傳染病機會大幅增加。疾病管制局集結了專業的知識、工具、及最新疫情，建置了「國際旅遊資訊網頁」，提供民眾查詢各地疫情、流行疾病及相關預防保健方式，以求進一步保障民眾健康！

提供疾病及各國疫情資訊的網址

※ 台灣疾病管制局

　　http://www.cdc.gov.tw 電話（02）23959825

※ 臺大醫院旅遊醫學教育訓練中心

　　http://travelmedicine.org.tw 電話（02）23123456 轉 67614

※ 台灣外交部事務領事局

　　http://www.boca.gov.tw

※ 美國疾病管制局

　　http://www.cdc.gov/

※ 世界衛生組織

　　http://www.who.int/en/

　　如出國返台後，若有任何不適，就診時，請告知醫師相關旅遊史；若有任何問題，歡迎撥打免費的疫情通報及諮詢專線：1922。

國際疫苗預防接種單位

　　一、請洽行政院衛生署疾病管制局網站：

　　　　http://www.cdc.gov.tw

二、疾病管制局『國際疫苗預防接種合約醫院』：

名稱	地址／電話	看診科別	看診時段
行政院衛生署基隆醫院	基隆市信二路 268 號（02）24292525 轉 5610	家庭醫學科	週一～五上下午週六下午
馬偕醫院台北院區	台北市中山區中山北路 2 段 92 號（02）25433535 轉 2131	家庭醫學科	週一～五上下午週六上午
國立台灣大學醫學院附設醫院	台北市中正區常德街 1 號 (02)23123456 轉 67614	家醫部第十診旅遊醫學特別門診	週一～五上下午
三軍總醫院	台北市內湖區成功路 2 段 325 號 (02)87923311 轉 88075	家庭醫學科	週一～五上下午
壢新醫院桃園國際機場醫療中心診所	桃園縣大園鄉航站南路 15 號（03）3983456	桃園機場第一航廈出境大廳 B1 北側）	週一～五上下午
衛生署新竹醫院	新竹市北區經國路一段 442 巷 25 號（03）5326151 轉 4006	家庭醫學科	週一～四下午週五上午
衛生署台中醫院	台中市三民路 1 段 199 號（04）22294411 轉 2150	家庭醫學科	週一、週五下午週二～四上午
童綜合醫院	台中縣梧棲鎮中棲路一段 699 號（04）26581919 轉 4000	家庭醫學科	週一下午
國立成功大學醫學院附設醫院	台南市北區勝利路 138 號（06）2353535	家庭醫學科	週一～五上下午週六上午
高雄市立小港醫院	高雄市小港區山明路 482 號（07）8036783	家庭醫學科	週一、三、五、六上午，週一、二、四、五下午週二、三晚上
高雄市立聯合醫院美術館院區	高雄市鼓山區中華一路 976 號（07）5552565 轉 2142	小兒科	週一～五上下午週六上午
衛生署花蓮醫院	花蓮縣花蓮市中正路 600 號（03）8358141	家庭醫學科內科	週一、五上午周三上午

行前檢查清單

※ 取得目的地資訊
□ 至當地旅遊的可能危險因子（城市或鄉村）。
□ 住宿情況，旅館？露營？
□ 停留時間。
□ 目的地的海拔高度 氣候。
□ 安檢措施。
□ 當地傳染性疾病的疫情。
□ 當地可取得的醫療機構或資源。

※ 證件
□ 護照，簽證及影本。
□ 國際預防接種證明書（黃皮書）
□ 機票及影本。
□ 國際駕照及影本。
□ 半身照片 2 張。
□ 旅行支票及一、二張交通用的信用卡。
□ 旅遊保險及海外保險單（英文版）。
□ 緊急聯絡電話（台灣駐外電話、信用卡、保險、學校、住宿地點……）。

※ 藥物、疫苗及相關醫療用具
□ 出發前 4-6 週至旅遊醫學門診視需要施打疫苗（如 A 型及 B 型肝炎、黃熱病
　 疫苗）。
□ 足夠量的長期服用藥（如高血壓、糖尿病）。
□ 依照個人健康狀況向醫師諮詢。
□ 牙科問題處理。
□ 眼科問題處理。
□ 其他特殊狀況，例如懷孕。

※ 可考慮攜帶的醫療用品。
□ 無菌紗布、繃帶、膠布、OK 繃。
□ 生理食鹽水優碘可清洗消毒傷口。
□ 剪刀、安全別針。
□ 口服補充水分電解質鹽類。（粉劑或錠劑）
□ 溫度計。
□ 保險套。

※ 可考慮攜帶之藥品
☐ 原有的慢性疾病所服用之藥物。
☐ 退燒止痛藥（Acetaminophen）。
☐ 止瀉用藥。
☐ 胃藥，制酸劑等。
☐ 解便秘藥。
☐ 鎮靜安眠用藥。
☐ 抗組織胺用藥（過敏、止暈、鼻炎）。
☐ 眼藥水。
☐ 特殊用藥，如瘧疾預防用藥。
☐ 預防高山症用藥。
☐ 調整時差用藥。

※ 個人用品
☐適合時令的衣服及舒適的步行鞋。
☐防蚊用品。
☐防曬用品如防曬油、摺疊傘、太陽眼鏡等。
☐個人護理用品。
☐患有特殊病的病人，請準備健康卡或英文診斷書，

海外緊急就醫資源
官方資源
　　政府於世界各地共設有一百多個駐外單位，大多位於各國首都或重要城市，其駐外使館、或是辦事處，均設置急難救助專線電話。若所前往目的地有戰亂、動亂、災難或是地處偏遠通訊不良的國家，抵達時，最好與使館或辦事處聯絡登記。

　　上班時間，可撥打駐外辦公室電話；下班時間，則撥打急難救助專線或行動電話。對於護照遺失補辦、或生病意外傷害，推薦合適的醫院與醫師等情事，諮詢駐外單位較為方便。

　　其地址與電話均於「中華民國駐外館處通訊錄」內，在機場出境大廳或服務台、外交部領事事務局與其分支機構、或外交部領事事務局網頁（http://www.boca.gov.tw）均可查詢。

　　外交部領事事務局，在桃園國際機場增設「旅外國人急難救助全球免付費專線電話」800-0885-0885（諧音：您幫幫我、您幫幫我），全年 24 小時接聽，協助聯絡當地使館及辦事處。

　　當旅外民眾一時無法與駐外館處取得聯繫時，該專線是唯一居間聯繫管道，因此一般業務查詢，無關急難救助，應避免使用該專線。

　　因電信技術問題，目前該專線僅開放 22 個國家地區使用，其他地區請參考外交部領事局網頁，提供各駐地辦事處緊急聯絡電話及手機。

國家	專線電話
日本	001-010-800-0885-0885 0033-010-800-0885-0885
澳洲	0011-800-0885-0885
以色列	014-800-0885-0885
美國、加拿大	011-800-0885-0885
韓國、香港、新加坡、泰國	001-800-0885-0885
英國、法國、德國、瑞士、義大利、比利時、荷蘭、瑞典、阿根廷、紐西蘭、馬來西亞、澳門、菲律賓	00--800-0885-0885
大陸（海基會）	02-2712-9292

　　若因故無法與駐外單位取得聯繫，國內親友可以直接與外交部「旅外國人急難救助聯繫中心」聯絡，電話為（03）393-2628、（03）398-2629、（03）383-4849，該中心 24 小時提供所需資訊、或聯絡有關單位通報駐外館處提供協助的服務。

駐外館處通常能提供的服務
※ 受理護照申請，補（換）發護照及各項加簽或核發入國證明書，以供持憑返國。
※ 提供遭遇急難事件或重病之旅外國人必要之協助，如：
　　a. 聯絡親友。
　　b. 暫時墊支臨時小額借款。
　　c. 協助代購返國或返居所地之機票或車票。
※ 探視慰問被捕、拘禁或繫獄國人，必要時並得應請代薦律師或翻譯人員。
※ 辦理文件之公證、認證或驗證。
※ 協助尋找失去聯絡之親友。
※ 協助旅外國人辦理向駐在國政府當局之依法聯絡交涉事項。

依據國際慣例駐外館處不便提供之服務
※ 干涉或介入駐在國司法或訴訟程序，如協助調查犯罪行為等。
※ 代為爭取超過駐在國國民所能享有之待遇。
※ 協助兼具駐在國國籍之旅外國人向駐在國政府當局交涉或提出請求。
※ 代為尋找工作或申請工作許可。
※ 代為支付旅館、律師、保證金及醫藥等費用。
※ 代為支付返國或返居所地之機票、車票或船票款。
※ 提供住宿安排、或屬於旅行社、交通運輸公司、銀行等之專業服務。

民間資源

　　國人外出旅遊時常投保旅遊平安險、傷害醫療險、團體險或其他醫療相關保險，當發生急難事故或理賠事項時，可撥打各家保險公司合作的海外急難救援公司電話。

　　超過 90% 海外緊急醫療保險，均委託最大的緊急救援公司「國際 SOS」處理，知名名模墜馬事件即透過該公司協助安排專機回國。International SOS（Taiwan）Ltd. 國際思奧斯有限公司台灣分公司（以下簡稱「國際 SOS」）於 1994 年在台北設立 24 小時警報中心，提供旅外國人跨國醫療保障與救援，同時也提供旅遊諮詢。

醫療支援包含：

※ 安排就醫、住院費及保證金代墊。
※ 緊急從他處轉送藥品等。
※ 事件處理涵蓋：
※ 緊急醫療轉送。
※ 親友探病。
※ 遺族海外善後、遺體運送等。
※ 相關資訊可連結至「國際 SOS」網頁查詢（http://www.internationalsos.com.tw）。

申報全民健保醫療費用

　　在國外（含大陸地區）遭受緊急危難，包括意外傷害、疾病、生產分娩等，在當地就醫者可於回國 6 個月內備齊下列文件，向投保轄區的健保分局申請費用核退：

一、全民健康保險緊急傷病自墊醫療費用核退申請書。
二、醫療費用收據正本及費用明細表。
三、出院病歷摘要或診斷書（如為外文文件，除英文外應檢附中文翻譯）。
四、當次出入境證明文件影本或服務單位出具之證明。
五、國外就醫持收據影本者，若加蓋印信確有困難，請出具聲明書，及註明無法提出原本之原因。

六、不符要件者：刻意選擇到國外就醫、慢性病治療、預防保健、換腎等。
目前海外緊急就醫核退健保費用標準
門診每次最多可退新台幣 1310 元。
急診可退新台幣 2385 元。
住院每天可退新台幣 6240 元。
生產可退新台幣 36,086 元。
洗腎可退 4,100 元
（以上為參考值）

超過的部份不是自費就是另有商業保險給付，其所需的文件與健保核退相同，所以在海外申請時至少要正本各一式兩份，另需前往內政部出入境管理局申請入境證明文件兩份，文件才算備齊。

相關內容，請參考中央健康保險局網頁（http://210.69.214.131）下「各類申請表單」→「全民健康保險自墊醫療費用核退申請書」。

（文／游佳琦）

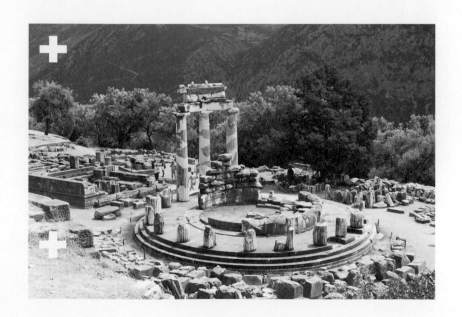

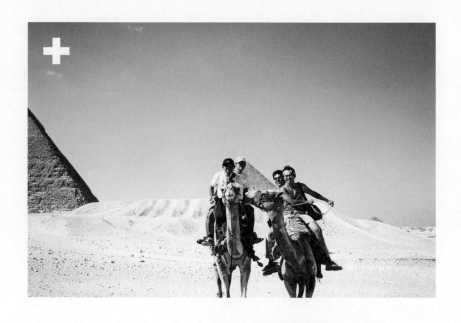

CARE

Good Care ,
Good Living

CARE
Good Care ,
Good Living